中国医学临床百家

邢小燕　卜　石／著

骨质疏松症
邢小燕 卜石 2019 观点

U0349404

科学技术文献出版社
SCIENTIFIC AND TECHNICAL DOCUMENTATION PRESS

·北京·

图书在版编目（CIP）数据

骨质疏松症邢小燕 卜石2019观点 / 邢小燕，卜石著. —北京：科学技术文献出版社，2019.4（2020.9重印）

ISBN 978-7-5189-5238-0

Ⅰ.①骨…　Ⅱ.①邢…②卜…　Ⅲ.①骨质疏松—防治　Ⅳ.① R681

中国版本图书馆 CIP 数据核字（2019）第 027938 号

骨质疏松症邢小燕　卜石2019观点

策划编辑：蔡　霞　　责任编辑：蔡　霞　　责任校对：张吲哚　　责任出版：张志平

出　版　者	科学技术文献出版社	
地　　　址	北京市复兴路15号　　邮编　100038	
编　务　部	（010）58882938，58882087（传真）	
发　行　部	（010）58882868，58882870（传真）	
邮　购　部	（010）58882873	
官 方 网 址	www.stdp.com.cn	
发　行　者	科学技术文献出版社发行　全国各地新华书店经销	
印　刷　者	北京虎彩文化传播有限公司	
版　　　次	2019 年 4 月第 1 版　2020 年 9 月第 3 次印刷	
开　　　本	710×1000　1/16	
字　　　数	153千	
印　　　张	17　彩插4面	
书　　　号	ISBN 978-7-5189-5238-0	
定　　　价	128.00元	

序
Foreword

韩启德

　　欧洲文艺复兴后，以维萨利发表《人体构造》为标志，现代医学不断发展，特别是从 19 世纪末开始，随着科学技术成果大量应用于医学，现代医学发展日新月异，发生了根本性的变化。

　　在过去的一个世纪里，我国现代化进程加快，现代医学也急起直追。但由于启程晚，经济社会发展落后，在相当长的时期里，我国的现代医学远远落后于发达国家。记得 20 世纪 50 年代，我虽然生活在上海这个最发达的城市里，但是母亲做子宫切除术还要到全市最高级的医院才能完成；我患猩红热继发严重风湿性心包炎，只在最严重昏迷时用过一点青霉素。20 世纪 60—70 年代，我从上海第一医学院毕业后到陕西农村基层工作，在很多时候还只能靠"一根针，一把草"治病。但是改革开放仅仅 30 多年，我国现代医学的发展水平已经接近发达国家。可以说，世界上所有先进的诊疗方法，中国的医生都能做，有的还做得更好。更为可喜的是，近年来我国医学界开始取得越来越多的原创性成果，在某些点上已经处于世界领先地位。中国医生已经不再盲从发达国家的疾病诊疗指南，而能根据我们自己的经验和发现，根据我国自己的实际情况制定临床标准和规范。我们越来越有自己的东西了。

要把我们"自己的东西"扩展开来，要获得越来越多"自己的东西"，就必须加强学术交流。我们一直非常重视与国外的学术交流，第一时间掌握国外学术动向，越来越多地参与国际学术会议，有了"自己的东西"也总是要在国外著名刊物去发表。但与此同时，我们更需要重视国内的学术交流，第一时间把自己的创新成果和可贵的经验传播给国内同行，不仅为加强学术互动，促进学术发展，更为学术成果的推广和应用，推动我国医学事业发展。

我国医学发展很不平衡，经济发达地区与落后地区之间差别巨大，先进医疗技术往往只有在大城市、大医院才能开展。在这种情况下，更需要采取有效方式，把现代医学的最新进展以及我国自己的研究成果和先进经验广泛传播开去。

基于以上考虑，科学技术文献出版社精心策划出版《中国医学临床百家》丛书。每本书涵盖一种或一类疾病，由该疾病领域领军专家撰写，重点介绍学术发展历史和最新研究进展，并提供具体临床实践指导。临床疾病上千种，丛书拟以每年百种以上规模持续出版，高时效性地整体展示我国临床研究和实践的最高水平，不能不说是一个重大和艰难的任务。

我浏览了丛书中已经完稿的几本书，感觉都写得很好，既全面阐述有关疾病的基本知识及其来龙去脉，又介绍疾病的最新进展，包括笔者本人及其团队的创新性观点和临床经验，学风严谨，内容深入浅出。相信每一本都保持这样质量的书定会受到医学界的欢迎，成为我国又一项成功的优秀出版工程。

《中国医学临床百家》丛书出版工程的启动，是我国现代医学百年进步的标志，也必将对我国临床医学发展起到积极的推动作用。衷心希望《中国医学临床百家》丛书的出版取得圆满成功！

是为序。

作者简介
Author introduction

邢小燕

中日友好医院内分泌科主任医师，教授，硕士研究生导师，北京大学医学部内分泌代谢病学系副主任。中华医学会糖尿病学分会委员兼流行病学学组副组长，中国老年医学会内分泌代谢分会副会长，中国医师协会内分泌代谢科医师分会常务委员，中国老年保健医学研究会常务委员，中国研究型医院学会糖尿病学专业委员会常务委员，北京医学会糖尿病学分会副主任委员，北京医师协会内分泌专科医师分会副会长，中华医学会内分泌病学分会血脂学组成员。卫生部《医学参考报》副主编。

从事内分泌代谢专业30余年，具有丰富的临床经验，在诊断和治疗糖尿病及其血管并发症、代谢综合征、肥胖、甲状腺疾病、下丘脑－脑垂体疾病、肾上腺疾病、性腺疾病、不孕不育、骨质疏松症、更年期综合征方面颇有造诣。特别具备诊治上述疾病中疑难杂症的能力。

承担或参与多项国家级、市级、院级课题。发表论著、述评、综述100余篇，作为副主编参编著作2部。担任《中华糖尿病杂志》《中华医学杂志（英文版）》《中华心血管病杂志》《中华全科医师杂志》《中华老年多器官疾病杂志》《中国医刊》《中国实用内科杂志》等多个核心杂志和报刊的编委和审稿人。

卜　石

　　医学博士，中日友好医院内分泌科主任医师。现为北京医学会骨矿盐分会委员，中国医师协会内分泌专科医师分会青年委员，中国老年保健医学研究会老年骨质疏松分会委员，北京医学会老年医学分会骨代谢学组委员，中国研究型医院学会甲状旁腺及骨代谢疾病专业委员会原发性甲状旁腺功能亢进学组成员。

　　主要研究方向为糖尿病脂代谢紊乱和骨质疏松、代谢性骨病。

　　在国内外医学刊物发表论文著作30余篇。参与或负责的项目有全国糖尿病及代谢综合征的流行病学调查、绝经后骨质疏松症的早期预警研究、"老年全周期康复技术体系与信息化管理研究"项目等。

特别鸣谢（按姓氏拼音排序）

陈　佳　北京积水潭医院内分泌科

崔　颖　唐山市妇幼保健院

邓　微　北京积水潭医院内分泌科

邓瑞芬　中日友好医院内分泌科

康丽静　河北省涉县医院

孔晓牧　中日友好医院内分泌科

李世蕊　中日友好医院内分泌科

李新萍　北京积水潭医院干部科

王　娜　中日友好医院内分泌科

王　茹　北京积水潭医院内分泌科

吴丽莉　中日友好医院内分泌科

于利平　中日友好医院内分泌科

张　萍　北京积水潭医院干部科

张金苹　中日友好医院内分泌科

朱海清　中日友好医院内分泌科
　　　　（现就职于应急总医院内分泌科）

前　言
Preface

国际上通常把 60 岁以上的人口占总人口比例达到 10% 或 65 岁以上人口占总人口的比例达到 7% 作为国家或地区进入老龄化社会的标准。早在 2002 年，我国 65 岁及以上人口占总人口的比例已达到 7.3%，而到 2012 年这个比例已高达 9.4%。骨质疏松症是不折不扣的老年病，中国人口老龄化的现实已触目惊心，作为一名医生，如何应对骨质疏松症，绝对是不能逃避的话题。

本书每一节的标题都是我能想到的，认为临床医生在骨质疏松症的诊疗工作中要遇到或需思考的问题。互联网和移动智能终端的出现已经彻底改变了人们获取信息的方式，然而碎片化的阅读和"标题党"耸人听闻的文风也在浪费着我们大量的精力。本书试图以每一节的结论作为标题，希望这样能使读者迅速领悟到每一节的主旨，标题下的正文也一定是"有料"的，绝不会像时下的"标题党"让你读后大呼上当。

本书是写给基层医生看的，但绝不是科普书，我们追求文字易读、易懂，力图避免晦涩的表达，我们也不放弃专业性，希望做到"高端而不高冷"。

学科的进展是飞速的，我们力求新意，但总是难以保持最新。我们认为，只有深刻认识历史和当下的学术观点，才能理解变化的内涵，才能从容自然地应对学科变化的新趋势。我们愿以开放的心态迎接未来，也愿意在今后本书的更新版中不断向大家传递骨质疏松领域的实用观点！

邢小燕　卜石

目 录

Contents

骨质疏松症总论

1. 骨质疏松症是以骨脆性增加，易发生骨折为特征的全身性骨病

2001 年美国国立卫生研究院（National Institutes of Health，NIH）对骨质疏松症的定义是以骨强度下降和骨折风险增加为特征的骨骼疾病。骨质疏松症可发生于任何年龄，以绝经后女性和老年男性为多见。骨质疏松症分为原发性和继发性两大类。原发性骨质疏松症包括绝经后骨质疏松症（Ⅰ型）、老年骨质疏松症（Ⅱ型）和特发性骨质疏松症（包括青少年型）。绝经后骨质疏松症一般发生在女性绝经后 5 ～ 10 年；老年骨质疏松症一般指 70 岁以后发生的骨质疏松；特发性骨质疏松症主要发生在青少年，病因尚未明确。继发性骨质疏松症是指由任何影响骨代谢的疾病和（或）药物及其他明确病因所导致的骨质疏松。

2. 不是所有的骨折都叫"骨质疏松性骨折"

骨的完整性或连续性遭到破坏，称为骨折。其中在直接暴力（如车轮撞击）作用下发生的骨折称为暴力性骨折或创伤性骨折（traumatic fracture）。骨质疏松性骨折属于"脆性骨折"（fragility fracture，non-traumatic fracture），指从站立的高度或低于站立高度跌倒或日常活动（如弯腰）时发生的骨折。因此，在确认是否为骨质疏松性骨折时，详细了解骨折发生时骨所承受的暴力强度是非常重要的。骨质疏松性骨折，一般在 50 岁以后发生，但不是所有绝经后发生的骨折都是骨质疏松性骨折。常见的骨质疏松性骨折部位有胸 - 腰椎、髋部、前臂远端（尺、桡骨）或肱骨近端。骨质疏松性骨折的发生可以是"静悄悄"的，如椎体骨折时患者可以没有任何特异症状或仅有腰背痛，且无法说出自何时开始，偶尔测量身高发现身高降低已经超过 3cm，或发现自己逐渐驼背，甚至仅在因其他原因进行影像学检查时偶然发现"椎体变扁"或出现"楔形变"。

3. "脆性骨折"病史可以使骨质疏松症的诊断升级

中国《原发性骨质疏松症诊疗指南（2017）》指出：一旦发生髋部或椎体脆性骨折，即使不进行骨密度检查也可以诊断骨质疏松症；如果在肱骨近端、骨盆或前臂远端发生的脆性骨折，即使 DXA 骨密度（详见骨测量学进展章节）测定显示低骨量（−2.5

$< T$ 值 < -1.0），也可诊断骨质疏松症。如果 DXA 检查的 T 值 $\leqslant -2.5$ 加上脆性骨折史则诊断升级为"严重骨质疏松"。要注意的是骨质疏松症是否严重的定义不是看 T 值有多低，而是看是否已发生了脆性骨折，因为 1 次骨折后患者发生第 2 次骨折的风险增加 3 倍，再发生第 3 次骨折的风险增加 5 倍，第 3 次骨折后再次骨折的风险是从未发生过骨折的患者的 7 ～ 9 倍，这就是骨折的"级联效应"。对于没有发生过椎体骨折的患者，单纯看骨密度值可能会高估患者未来骨折的风险；已经发生过椎体骨折的患者，仅看骨密度值可能会低估患者未来骨折的风险。同样，也要询问患者是否有脆性骨折的家族史，这一条也是评估患者骨折风险的重要危险因素。

4. 骨质疏松症治疗前必做的鉴别诊断

骨质疏松症的诊断主要是基于脆性骨折病史是否存在和（或）DXA 骨密度测定的结果，但这一诊断过程并未提示骨质疏松症的病因。一方面，对于可以找到病因的继发性骨质疏松症（如原发性甲状旁腺功能亢进症、皮质醇增多症、多发性骨髓瘤等），如果原发疾病是可以治疗的，先治疗原发疾病，否则就是舍本逐末，造成漏诊、延误治疗。另一方面，有些疾病也可以表现为骨密度低，但其实是特殊的代谢性骨病（如成骨不全、骨软化症等），不是骨质疏松症，更不能按照骨质疏松症治疗，这些疾病可以有特殊的临床表现和骨骼影像学特点。完成骨质疏松症的鉴别诊断实际上是很复杂的问题，需要详细了解病史，评价可能导致骨质疏松症的各种病因、危险因素及药物。当患者不存在或存在很少的原发性骨质疏松症的危险因素，而骨密度又相对较低时更要警惕其他疾病的存在。

5. 骨质疏松症鉴别诊断的基本检查项目

因为很多继发性骨质疏松症的疾病缺乏很明显而特异的症状和体征，就需要通过一些基本检查来进行骨质疏松症的病因筛查。中国《原发性骨质疏松症诊疗指南（2017）》提出的基本实验室检查包括：血常规，尿常规，肝、肾功能，血钙、磷和碱性磷酸酶水平，血清蛋白电泳，尿钙、钠、肌酐和骨转换标志物等。骨骼 X 线影像应至少包括胸腰椎侧位 X 线片。原发性骨质疏松症患者通常血钙、磷和碱性磷酸酶值在正常范围。当有骨折时血碱性磷酸酶水平可有轻度升高。如果以上检查发现异常，需要进一步检查。胸腰椎侧位 X 线片可以帮助发现椎体的压缩性骨折，当发现椎体特殊病变时，需要进一步检查考虑其他骨病或肿瘤骨转移、骨结核、多发性骨髓瘤等疾病。为进一步鉴别诊断的需要，可酌情选择性进行的检查有：血沉、C-反应蛋白、性腺激素、血清泌乳素、25-（OH）D、甲状旁腺激素（PTH）、甲状腺功能、尿游离皮质醇或小剂量地塞米松抑制试验、血气分析、尿本周蛋白、血尿轻链，甚至放射性核素骨扫描、骨髓穿刺或骨活检等检查。如当血钙升高时，要进行血 PTH 测定、甲状旁腺超声、甲状旁腺核素显像等检查来诊断是否因原发性甲状旁腺功能亢进症导致的继发性骨质疏松症。对于中青年男性的骨质疏松，要进行性激素测定，考虑是否为性腺功能减低继发的骨质疏松。对于老年人要注意完善肿瘤相关的筛查等。

6. 骨 X 线片的价值是可以帮助诊断骨折和进行鉴别诊断

只有当骨量下降 30% 以上时 X 线片才能显现出来，所以它并不能帮助早期诊断骨质疏松症。因为椎体 X 线片评价骨质疏松的敏感性和可靠性均较差，美国 AACE《绝经后骨质疏松症诊疗指南（2016）》指出在没有椎体骨折时，不用椎体 X 线片来诊断骨质疏松。通过 X 线片可以直接观察骨形态，对于骨折的定位和定性诊断及骨质疏松症和其他疾病的鉴别诊断具有不可替代的意义。在中国《原发性骨质疏松症诊疗指南（2017）》中明确规定，胸、腰椎侧位片在骨质疏松症诊断流程中为必查项目。X 线片结果可以改变疾病诊断的程度，甚至病因诊断。根据诊断需要还可以选择髋部、腕部、掌骨、头颅等部位摄片，甚至进一步行 CT、MRI 检查。

如图 1 所示，该患者 DXA 示骨量低下，X 线片（图 2）示胸椎 12 轻度楔形变，结合病史考虑为脆性骨折，此患者即可诊断骨质疏松症，这一诊断较单纯根据骨密度测定结果加重了一步，并且进一步影响下面的治疗。

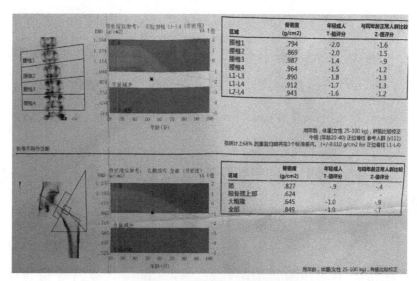

图1　骨密度检查骨量低下（彩图见彩插1）

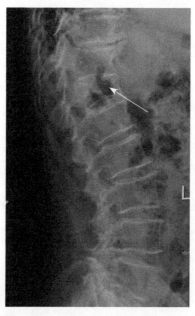

图2　胸腰椎侧位X线片示胸12椎体压缩性骨折（彩图见彩插2）

图 3 中根据 DXA 结果可诊断骨质疏松症，但患者 X 线片（图 4）提示胸腰椎多发骨折，颅骨呈穿凿样改变。最终确诊为多发性骨髓瘤。本病例 X 线片检查在鉴别诊断中发挥了重要作用。

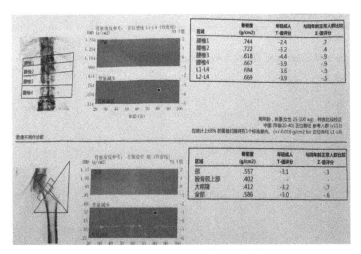

图 3　骨密度检查结果（彩图见彩插 3）

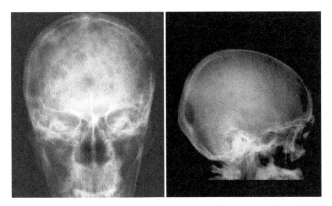

图 4　头颅正侧位 X 线片示颅骨多发穿凿样改变（为多发性骨髓瘤表现）

参考文献

1. 中华医学会骨质疏松和骨矿盐疾病分会. 原发性骨质疏松症诊疗指南 (2017). 中华骨质疏松和骨矿盐疾病杂志，2017，10（5）：413-443.

2. Camacho P M，Petak S M，Binkley N，et al.american association of clinical endocrinologists and american college of endocrinology clinical practice guidelines for the diagnosis and treatment of postmenopausal osteoporosis-2016. Endocr Pract，2016，22（S4）：1-42.

（卜　石）

骨质疏松症的流行病学

7. 骨质疏松症是静悄悄的流行病

骨质疏松症（osteoporosis，OP）早期症状并不特异，未被大多数人重视和察觉，很多患者在骨折发生时才发现有重度骨质疏松症，而此时再行相关治疗，已不算早。有关骨质疏松症知晓率的调查状况不容乐观，美国的一项研究，对50岁以上218例女性和226例男性进行骨质疏松症相关知识的问卷调查，结果显示，问卷正确率低于70%的女性和男性比例分别为47.2%和71.1%。中国香港的一项对60岁以上52例男性的调查结果显示，这些参与者关于骨质疏松症的问题平均答对32.6%。此外，多项其他研究显示骨质疏松症常被人们所忽视，尤其男性对骨质疏松症的认识更少。

骨质疏松症已成为全球性的公共健康问题，尤其在中老年人群中骨质疏松症患病率更高。美国2005—2010年50岁以上骨质疏松症患者共有 1020 万人，其中统计女性骨质疏松症患病率为 15.4%，男性为 4.3%。2010 年对欧洲 29 个国家 50 岁以上人群骨质疏松症患病率的调查结果显示，50 岁以上女性骨质疏松症患病率为 19.27% ～ 23.41%，男性骨质疏松症患病率为 5.99% ～ 6.85%。中国的一项骨质疏松症患病率研究，调查对象涉及吉林、北京、上海、成都、广东等五大城市 40 岁以上的汉族人群共 5593 例，结果显示女性骨质疏松症患病率达到 19.9%，男性患病率达到 11.5%。中国 2018 年 10 月发布的一项全国性大规模调查显示，50 岁以上人群 OP 患病率为 19.2%，其中男性 6.0%，女性 32.1%。

作为骨质疏松症的后备军，骨量减少（定义为 DXA 测定骨密度 T 值在 $-2.5 \sim -1$）的人群更是庞大，美国 2005—2010 年 50 岁以上骨量减少的人群有 4340 万人，是骨质疏松症人群数量的 4 倍多，其中女性骨量减少患病率为 51.4%，男性骨量减少患病率为 35.2%。中国江苏苏南地区一项对 4972 例 20 岁以上体检人员的腰椎骨密度调查结果显示，女性骨量减少患病率为 33.7%，男性骨量减少患病率为 41.6%。另一项针对 5039 名四川绵阳地区 50 岁以上人群腰椎和股骨骨密度调查结果显示，女性骨量减少患病率为 35%，男性骨量减少患病率为 10%。而中国近期的大规模全国性调查显示，50 岁以上人群骨量减少的患病率达 46.4%。骨量减少人群是发展为骨质疏松症的高危人群，其间可能经过了数年，这个过程是悄悄地进行，人们常注意不到其进展。

8. 中国骨质疏松症的患病人数呈迅猛增长趋势

一项骨质疏松症患病率的荟萃分析发现，2003—2015 年中国中老年人群骨质疏松症患病率逐年增长，2003—2008 年、2009—2011 年骨质疏松症患病率分别为 14.94%、23.65%，而 2012—2015 年骨质疏松症患病率上升至 27.90%；进一步的分析发现，骨质疏松症患病率随着年龄增加而明显增加，50 ～ 59 岁、60 ～ 69 岁、70 ～ 79 岁及 80 岁以上患病率分别为 19.6%、35.1%、43.5% 及 56.1%。中国人口为世界之最，老年人口亦为世界之最，1964 年中国 60 岁以上老年人口占总人口的 6.1%，此后该比例呈增长趋势，根据国家统计局公布的 2010 年第六次全国人口普查结果显示，中国 60 岁及以上人口为 177 648 705 人，占 13.26%，表明中国已进入老龄化社会；预计 2050 年该比例将上升至 25%，即约 4 亿 60 岁以上的老年人口 [国家统计局 2010 年第六次全国人口普查主要数据公报（第 1 号），http://www.stats.gov.cn/tjsj/tjgb/rkpcgb/]。根据上述骨质疏松症发展趋势推算，预计 2050 年患骨质疏松症的老年人数将超过 1 亿，因此，有必要普及骨质疏松症知识，让人们认识到骨质疏松症及危害，让骨质疏松症不再静悄悄地流行于人群中。

9. 中老年女性是骨质疏松症患病的高危人群

在中老年人群中，女性的骨质疏松症患病率更加引人注目。

2005 年美国的一项针对 65 岁以上老年人群骨质疏松症患病率的调查结果显示，女性骨质疏松症患病率明显高于男性（女性 *vs.* 男性，42.5% *vs.*10.1%）。涉及多个国家骨质疏松症患病率的一项荟萃分析发现，在中老年人群中，女性骨质疏松症患病率为 16% ～ 38%；男性骨质疏松症患病率为 3% ～ 8%，明显低于女性。中国一项多中心研究发现，50 岁以上女性骨质疏松症患病率为 31%。另一项关于中国骨质疏松症患病率的荟萃分析显示，女性 50 ～ 59 岁、60 ～ 69 岁、70 ～ 79 岁及 80 岁以上的骨质疏松症患病率分别为 23.85%、45.77%、58.26% 及 68.45%，均高于男性在这些年龄段的患病率（相对应的年龄段患病率分别为 11.64%、18.71%、28.6% 及 36.53%）。数据的对比让人印象深刻，中国中老年女性冠心病的患病率不超 10%，50 ～ 59 岁女性乳腺癌患病率为 33.11/10 万～ 248.14/10 万，所以骨质疏松症在中老年女性人群的患病率比大众所关注的冠心病和乳腺癌还要高，绝对值得我们高度关注和重视。

10. 骨质疏松性骨折是骨质疏松症的严重并发症

（1）骨质疏松性骨折在老年人群中很常见

骨质疏松性骨折是骨质疏松症的严重并发症，多发生于中老年人。所谓骨质疏松性骨折指的是脆性骨折，即在低于身高的高度摔倒时引起的骨折，或因对健康人群不构成骨折风险的外力引起的骨折。据估计，全世界约每 3 秒就发生一次骨质疏松性骨折，50 岁以后约 1/3 的女性和 1/5 的男性将会罹患一次骨折。对女性而言，这种风险比患乳腺癌、卵巢癌和子宫内膜癌等的风险之和还要高；对于男性，骨质疏松性骨折风险比患前列腺癌的风险更高。

骨质疏松性骨折按部位分为椎体骨折、髋部骨折、肢体远端骨折等，其中椎体骨折患病率最高。美国的一项前瞻性研究对绝经后女性随访了 15 年，其中 18.2% 出现了脆性椎体骨折，而且低骨密度值与脆性椎体骨折的风险相关。加拿大一项多中心研究报道，50 岁以上女性和男性椎体骨折的患病率分别为 23.5% 和 21.5%。美国罗切斯特的一项研究显示，50 ~ 59 岁、60 ~ 69 岁、70 ~ 79 岁及 80 岁以上年龄段的女性椎体骨折患病率分别为 11.1%、14.6%、31.6% 及 55%。中国北京的相关研究显示，50 ~ 59 岁、60 ~ 69 岁、70 ~ 79 岁及 80 岁以上年龄段的女性椎体骨折患病率分别为 4.9%、16.2%、19% 及 36.6%。这些研究均证实，各国椎体骨折患病率均较高，而且呈现随着年龄增加而增加的趋势。

髋部骨折虽然患病人数没有椎体骨折多，但却是危害性最大的骨质疏松性骨折，不容忽视。2006 年 50 岁以上的美国女性和男性髋部骨折年发病率为 497/10 万和 209/10 万。2010—2012 年日本 50 岁以上女性和男性髋部骨折的年发病率为 567/10 万和 217/10 万。中国髋部骨折的发病率虽然低于发达国家，但呈逐年上升的趋势，北京一项流行病学研究结果显示，1990—1992

年 50 岁以上女性和男性髋部骨折的年发病率分别为 83/10 万和 80/10 万，2002—2006 年 50 岁以上女性和男性髋部骨折的年发病率分别上升至 229/10 万、129/10 万。

肢体远端骨折多由绊倒或滑倒导致，最常见的肢体远端骨折为 Colles 骨折，冬季为肢体远端骨折的高发时间，而寒带地区肢体远端骨折发生率较高。澳大利亚 1997 年的一项对全民肢体远端骨折的调查研究发现，女性和男性肢体远端骨折的年发病率分别为 157/10 万、152/10 万。地处北欧的挪威冬季长而严寒，1998 年 7 月至 1999 年 6 月的 1 年间，挪威 50 岁以上女性和男性肢体远端骨折的发病率分别为 1098/10 万、254/10 万。

（2）骨质疏松性骨折的后果很严重

骨质疏松性骨折可引起骨痛、肢体残疾、活动能力下降、生活质量下降、死亡率增加等严重后果。患骨质疏松性骨折的群体主要为老年人，这类人群多患有高血压、冠心病、COPD 等并发症，而骨质疏松性骨折的创伤可进一步加重这些老年人机体的负担，造成并发症加重或器官功能衰竭，进而增加死亡率。

椎体骨折可引起背痛、身高降低、驼背、死亡等风险。一项对 65 岁以上女性的前瞻性多中心随访研究结果显示，有脆性椎体骨折的女性出现背痛、背部活动困难或因背痛而卧床的风险均较无脆性椎体骨折的女性显著增加。多项研究结果显示，身高降低与椎体骨折有明显相关性，一些研究还显示身高下降可预测椎体骨折，下降高度的截点值为 6 ～ 7.6cm。驼背的程度与椎体骨

折成正相关，每增加 10° 曲度的驼背使椎体骨折的年发生率增加
22%。椎体骨折可增加死亡率，加拿大一项对 50 岁以上人群的
多中心随访研究显示，椎体骨折在 5 年内引起男性和女性的死亡
率分别为 18.2% 和 15.7%，较未患骨折人群的死亡率显著增加。
韩国的一项研究报道，椎体骨折后 3 个月、6 个月、1 年和 2 年
内男性的死亡率分别为 5.56%、9.41%、14.6%、20.61%，而女性
的死亡率分别为 2.41%、4.36%、7.16%、10.48%，研究结果显示
男性椎体骨折后死亡率明显高于女性。中国一项对 50 岁以上女
性的多中心回顾性研究发现，椎体骨折后 1 年内死亡率为 3.1%。

　　髋部骨折可导致残疾、活动能力下降等，而且其引起的死亡
率在各种骨折中为最高。一项涉及 22 个研究的荟萃分析显示，
髋部骨折 1 年内死亡率为 8.4% ～ 36%，为一般人群死亡率的 2
倍以上。髋部骨折后 3 个月至 1 年为死亡率较高时期，一项对
50 岁以上人群髋部骨折后死亡率的荟萃分析发现，髋部骨折后 3
个月内死亡率的相对危险性（Relative Risk，RR，与无骨折同年
龄人群的死亡率比较）达到峰值，男性 3 个月内死亡的 RR 值为
7.95，女性为 5.75；此后 2 年内死亡率的 RR 值逐渐有所下降，
但均大于 1 比髋部骨折后的第 3 ～第 6 个月、第 6 ～第 9 个月、
第 9 ～第 12 个月、第 2 年，男性死亡的 RR 值分别为 3.56、2.33、2.3
和 1.9，女性死亡的 RR 值分别为 3.32、1.92、1.59 和 1.86。髋部
不同位置骨折的死亡率亦有差别，比利时的一项对髋部骨折的前
瞻性随访研究显示，11% 股骨颈骨折的患者和 27% 股骨粗隆间

骨折的患者在骨折后 1 年内死亡。中国的研究发现，50 岁以上女性髋部骨折 1 年内死亡率为 3.8%。

肢体远端骨折虽然多为非致命性，但其可影响到日常生活，如 Colles 骨折影响到手臂功能，使患者的工作、生活受限。

（3）男性骨质疏松性骨折后的死亡率高于女性

虽然女性的骨质疏松症患病率高于男性，但男性骨质疏松性骨折后死亡率高于女性。澳大利亚的一项关于 60 岁以上人群骨折后死亡率的调查研究发现，股骨近端骨折、椎体骨折及其他骨折后 1 年内死亡率的 RR 值：男性分别为 3.17、2.38、2.22；女性分别为 2.18、1.66、1.92。挪威的一项对 50 岁以上人群的调查研究显示，男性髋部骨折后的 1 年内死亡率达 31%，而女性髋部骨折 1 年内的死亡率为 17%。中国香港一项针对 65 岁以上人群髋部骨折术后死亡率的研究结果显示，髋部骨折术后 30 天内、1 年内、5 年内男性死亡率分别为 4.88%、26.78%、63.1%，女性死亡率分别为 2.22%、15.03%、45.7%。此外，对髋部骨折后死亡率的荟萃分析发现，男性髋部骨折后短期和长期的死亡率均高于女性。所以，我们应当重视并积极治疗男性的骨质疏松症，尤其需要重视男性骨质疏松性骨折的治疗和护理。

11. 骨质疏松症及其并发症花费巨大

骨质疏松症不仅患病率高，其相关并发症给各国财政也带来了巨大负担。美国每年因为骨质疏松症的医疗花费为 170 ～ 200

亿美元，其中大部分花费在骨质疏松性骨折的治疗和康复中；其中，55 岁以上女性每年骨折总花费约 51 亿美元，甚至超过了该年龄段女性心肌梗死的年花费（43 亿美元）、卒中的年花费（30亿美元）和乳腺癌的年花费（5 亿美元）。法国 2010 年骨质疏松症及其并发症的治疗费用为 48 亿欧元，同期德国骨质疏松症及其并发症的治疗费用达 90 亿欧元。

中国 2010 年估算有 233 万例骨质疏松性骨折发生，其花费达 94.5 亿美元，其中女性骨质疏松性骨折的比例占 79%，占总花费 76%；预估到 2050 年骨质疏松性骨折将增加到 599 万例 / 年，每年花费将高达 254.3 亿美元。因骨质疏松性骨折住院的平均住院日长且花费高，据中国 2008—2010 年调查结果显示，因骨质疏松性骨折单次住院日平均达 19 天，平均单次住院花费为 18 587 元人民币。由此可见，骨质疏松性骨折不仅严重影响患者的健康，还给社会、患者及家庭造成巨大的经济负担。

12. 骨质疏松症必将成为中国慢性病防治中的重要问题

2005 年，世界卫生组织（WHO）的全球性报告将心脏病、癌症、卒中、慢性呼吸道疾病和糖尿病列为造成全球成年人死亡的主要慢性疾病。随着经济的发展和上述疾病治疗的进展，造成成人死亡的疾病谱也在不断变化。

目前，骨质疏松症在各国都有较高的患病率。随着中国人口老龄化趋势的加重，骨质疏松症的危害必将逐渐凸显。骨质疏松性骨折带来的残疾、生活质量下降、死亡率增加等必将严重影响国民健康，并给国民经济带来巨大的负担。因此，需要全民对骨质疏松症及骨质疏松性骨折重视起来，积极干预骨质疏松症的危险因素，长期预防和治疗骨质疏松症及其相关骨折。

参考文献

1. Wong C P, Lok M K, Wun Y T, et al.Chinese men's knowledge and risk factors of osteoporosis：compared with women's.Am J Mens Health, 2014, 8 (2)：159-166.

2. Gaines J M, Marx K A, Narrett M, et al.Validation of the male osteoporosis knowledge quiz.Am J Mens Health, 2011, 5 (1)：78-83.

3. Wright N C, Looker A C, Saag K G, et al.The recent prevalence of osteoporosis and low bone mass in the United States based on bone mineral density at the femoral neck or lumbar spine.J Bone Miner Res, 2014, 29 (11)：2520-2626.

4. Svedbom A, Hernlund E, Ivergård M, et al.Osteoporosis in the European Union：a compendium of country-specific reports.Arch Osteoporos, 2013, 8：137.

5. 张东军，周新宇，田士兵，等.江苏省苏南地区 4972 例体检人员腰椎骨密度流行病学调查.中国疗养医学, 2016, 25 (11)：1223-1226.

6. 黄昶荃，冯友，程燕，等.绵阳地区中老年人骨量减少和骨质疏松患病状况分析.中国骨质疏松杂志, 2016, 22 (8)：1044-1046.

7. Chen P, Li Z, Hu Y.Prevalence of osteoporosis in China：a meta-analysis and

systematic review. BMC Public Health, 2016, 16 (1): 1039.

8. Wade S W, Strader C, Fitzpatrick L A, et al.Estimating prevalence of osteoporosis: examples from industrialized countries.Arch Osteoporosis, 2014, 9: 182.

9. Cheng X G, Yang D Z, Zhou Q, et al.Age-related bone mineral density, bone loss rate, prevalence of osteoporosis, and reference database of women at multiple centers in China.J Clin Densitom, 2007, 10 (3): 276-284.

10. Ling X, Cummings S R, Mingwei Q, et al.Vertebral fractures in Beijing, China: the Beijing Osteoporosis Project.J Bone Miner Res, 2000, 15 (10): 2019-2025.

11. Ettinger B, Black D M, Dawson-Hughes B, et al.Updated fracture incidence rates for the US version of FRAX.Osteoporos Int, 2010, 21 (1): 25-33.

12. Tsukutani Y, Hagino H, Ito Y, et al.Epidemiology of fragility fractures in Sakaiminato, Japan: incidence, secular trends, and prognosis.Osteoporos Int, 2015, 26 (9): 2249-2255.

13. Xia W B, He S L, Xu L, et al.Rapidly increasing rates of hip fracture in Beijing, China.J Bone Miner Res, 2012, 27 (1): 125-129.

14. Xu W, Perera S, Medich D, et al.Height loss, vertebral fractures, and the misclassification of osteoporosis.Bone, 2011, 48 (2): 307-311.

15. Katzman W B, Vittinghoff E, Kado D M, et al.Thoracic kyphosis and rate of incident vertebral fractures: the Fracture Intervention Trial.Osteoporos Int, 2016, 27 (3): 899-903.

16. Ioannidis G, Papaioannou A, Hopman W M, et al.Relation between fractures and mortality: results from the Canadian Multicentre Osteoporosis Study.CMAJ, 2009, 181 (5): 265-271.

17. Lee Y K, Jang S, Jang S, et al.Mortality after vertebral fracture in Korea: analysis of the National Claim Registry.Osteoporos Int, 2012, 23 (7): 1859-1865.

18. Wang O, Hu Y, Gong S, et al.A survey of outcomes and management of patients post fragility fractures in China.Osteoporos Int, 2015, 26 (11): 2631-2640.

19. Man L P, Ho A W, Wong S H. Excess mortality for operated geriatric hip fracture in Hong Kong.Hong Kong Med J, 2016, 22 (1): 6-10.

20. Becker D J, Kilgore M L, Morrisey M A. The societal burden of osteoporosis. Curr Rheumatol Rep, 2010, 12 (3): 186-191.

21. Singer A, Exuzides A, Spangler L, et al.Burden of illness for osteoporotic fractures compared with other serious diseases among postmenopausal women in the United States.Mayo Clin Proc, 2015, 90 (1): 53-62.

22. Si L, Winzenberg T M, Jiang Q, et al.Projection of osteoporosis-related fractures and costs in China: 2010-2050.Osteoporos Int, 2015, 26 (7): 1929-1937.

23. Yang Y, Du F, Ye W, et al.Inpatient cost of treating osteoporotic fractures in mainland China: a descriptive analysis.Clinicoecon Outcomes Res, 2015, 7: 205-212.

（于利平 卜 石 邢小燕）

骨测量学进展

13. "预测、诊断、监测"是骨测量技术的三大价值

骨质疏松症治疗的终极目的就是减少骨折的发生，因此能够越准确预测骨折风险的骨测量技术就是最好的技术。用骨密度来预测骨折风险的意义与用血压和胆固醇水平来预测心血管病风险的意义相似。WHO 规定了用双能 X 线吸收法（DXA）测定的 T 值来诊断骨质疏松症，通过骨密度测定来识别骨折高危人群，使得更多的人在骨折发生前得到诊断以达到早干预，预防骨折发生的意义。骨测量学得到的定量指标有助于治疗后得到骨密度（或其他指标）的量化数据，从而监测病情变化，科学评估治疗效果。除了对目前广泛应用的 DXA 测定方法做重点介绍和评价外，还会介绍其他的骨测量技术，新的骨测量技术能提供关于骨质量的更多信息，但多数尚未广泛应用于临床。

14. 双能 X 线吸收法是目前诊断骨质疏松症的金标准

骨密度（bone mineral density，BMD）是临床应用广泛的能够测量单位面积（或体积）的骨矿盐含量的客观指标，且骨折风险随 BMD 下降而升高。1994 年，WHO 建立了以一个人的 BMD 与同性别青年人的 BMD 相比所差的标准差数为基础的评价骨密度的方法，并用来诊断骨质疏松症。基于双能 X 线吸收法（dual-energy x-ray absorptiometry，DXA）的测定值是目前全世界公认的诊断骨质疏松症的金标准。DXA 测定的是单位面积的骨矿物质含量。临床上推荐的测量部位是腰椎 1 ～ 4（如有腰椎病变，应至少分析两个椎体）、总髋部和股骨颈。T 值 =（测定值 − 同种族同性别正常青年人骨峰值）/ 正常青年人峰值骨密度标准差。T 值适用于绝经后女性和 50 岁以上的男性。通过骨密度诊断骨质疏松的 T 值标准（表 1）。选择 T 值等于 −2.5 作为切点是因为通过对脊椎、髋部或前臂的测量，能发现约 30% 的绝经后妇女患骨质疏松症，这个界值与这些部位的终生骨折风险基本一致。Z 值表示被测者的 BMD 值与同种族同性别同年龄正常人 BMD 的均值相差是同种族同性别同年龄正常人 BMD 的标准差的倍数。Z 值 =（测定值 − 同种族同性别同年龄正常人 BMD 的平均值）/ 同种族同性别同年龄正常人 BMD 的标准差。适用于儿童、50 岁以下的男性和绝经前女性。Z 值 ≤ −2.0 定为骨量低于同年龄预期范围。

表 1　诊断骨质疏松的 T 值标准

诊断	T 值
正常	T 值 $\geqslant$ −1.0
骨量低下	−2.5 $<$ T 值 $<$ −1.0
骨质疏松	T 值 $\leqslant$ −2.5
严重骨质疏松	T 值 $\leqslant$ −2.5+ 脆性骨折

（1）DXA 的优点和缺点

DXA 的优点：可以较精确测定与临床中主要骨质疏松性骨折部位相关骨的 BMD，用于诊断分类；可以将检查结果输入 FRAX 工具来评估骨折风险；用于监测治疗效果；扫描时间较短，患者检查前的准备也比较快速简便；有公认、可信的参考范围。因此，目前临床上 DXA 用于骨质疏松症的诊断、病情监测、骨质疏松性骨折风险的预测和药物疗效的评估。

DXA 的缺点：仪器不够轻便；与外周 BMD 测定检查相比较昂贵；有辐射（剂量较低）；平面投射结果受骨形状和骨大小影响；不能帮助鉴别骨量减少的病因。

（2）建议进行 DXA 骨密度测定的人群

DXA 并不是临床常规检查项目，以下是中国《原发性骨质疏松症诊疗指南（2017）》推荐 DXA 进行 BMD 测定的人群：①女性 65 岁以上、男性 70 岁以上无论是否有其他骨质疏松危险因素；②女性 65 岁以下、男性 70 岁以下有一个或多个骨质疏松危险因素；③有脆性骨折史的成年人；④各种原因引起性激素水平低下的成年人；⑤ X 线片已有骨质疏松改变者；⑥接受骨质疏松治疗，进行疗效监测者；⑦患有影响骨代谢疾病或使用影响骨代谢药物史；⑧国际骨质疏松基金会（International Osteoporosis Foundation，IOF）骨质疏松症一分钟测试回答结果阳性；⑨ OSTA（亚洲人骨质疏松自我筛查工具）评分结果≤ −1。

（3）DXA 不是完美的金标准

DXA 诊断骨质疏松时的局限：① DXA 检查并非诊断骨质疏松的必要条件，无论 *T* 值多少，只要患者存在脆性骨折并可除外其他骨折原因，即可诊断为骨质疏松症；②仅是定量，不能反映骨质疏松的病因；③测定的是单位面积 BMD，受骨的大小（bone size）和形状影响；④受伪影的影响。临床常见伪影：退行性变、骨折、金属、主动脉钙化、胃肠造影剂、钙片、胆结石、肾结石、椎体成形术、转移瘤等，上述情况可能造成 BMD 测定假性升高，分析时要加以去除。⑤ DXA 测定的 BMD 仅反映单位面积骨矿物质的量，并没有体现骨质量，可能会出现个体 BMD 结果和骨折风险分离的"尴尬境地"。例如，多数研究发现 2 型糖尿病患者的 BMD 高于非糖尿病者，但该人群骨折的发生风险实际是高于非糖尿病者的。

鉴于上述原因，建议综合考虑各种影响因素后判读 DXA 报告，需结合 DXA 报告和各种骨折风险评估工具来科学预测患者骨折风险，并提出治疗建议。尤其对已有脆性骨折史的患者，DXA 测定 BMD 不低时可考虑行其他骨测量方法（如 QCT）定量测定骨密度，以利于治疗后病情的监测。

15. 定量超声骨测量临床意义有限

定量超声（quantitative ultrasound，QUS）是超声波穿透骨骼或从骨表面测量的反射系数，测量的不是真正的 BMD。测量指标包括宽频（BUA）、声波传导速度（SOS）、定量超声指数（QUI）、僵硬指数（SI）。QUS 报告的 T 值不等同于 DXA 报告的 T 值。QUS 对预测骨折风险有一定意义，但它不能用于骨质疏松症的诊断，也不能用于病情和药物疗效的监测。QUS 结果怀疑骨质疏松者，应进行 DXA 测定。

16. 骨测量学检查方法的进展和评价

骨质疏松性骨折的风险与骨强度（bone strength）相关，而骨强度包括 BMD、骨的几何形状（大小和形状）、骨的矿化程度、骨的微结构和骨转换。目前，评估骨微结构的方法有高分辨定量 CT（hsQCT），高分辨或微核磁共振，四环素双标的髂骨活检等，但这些检查都还没有广泛应用于临床。

（1）定量计算机断层照相术（QCT）

QCT 可以分别测定松质骨和皮质骨的体积密度（即 3D 数

据），且骨密度测量不受脊柱退变和增生等因素的影响，可以避免上述因素影响造成的 DXA 假阴性。在临床常规 CT 上加用 QCT 专用体模和分析软件就可以做 QCT 的 BMD 测定了。但 QCT 费用较 DXA 相对高，还没有得到广泛的应用和认可。检查的放射线剂量相对大（DXA 的 50 ～ 100 倍），如果利用患者进行腹部 CT 检查的图像进行 QCT 分析，患者并不需要接受额外的放射线。

需要注意的是，腰椎 QCT 数据（3D 数据）用于诊断骨质疏松时仅适用绝对值，推荐的诊断标准是：骨密度绝对值 ≥ 120mg/cm³，为骨密度正常；骨密度绝对值于 80 ～ 120mg/cm³ 范围内，为低骨量；骨密度绝对值 ≤ 80mg/cm³，为骨质疏松。在绝经后女性和老年男性，QCT 测定全髋小梁骨的 BMD，对髋部骨折风险的预测价值等同于 DXA 测定股骨颈的 BMD 一样。QCT 的 2D 数据（指的是面积骨密度）计算的股骨颈和全髋的 T 值等同于 DXA 诊断骨质疏松的 T 值。

（2）外周定量 CT 测定（pQCT）

pQCT 采用一种专门的 CT 机进行扫描，只测量前臂（桡骨远端）和小腿的骨密度，能更多地反映皮质骨的 BMD。其辐射剂量小于常规 CT。高分辨 pQCT 除测量 BMD 外，还可以显示骨的微结构，提供骨的力学性能评价指标。但 pQCT 目前尚未应用于骨质疏松的诊断（缺乏认可的诊断标准）和药物疗效监测，目前更多用于科研。

（3）小梁骨积分（Trabecular Bone Score，TBS）

TBS 是一个很有价值的评价指标，其利用 DXA 腰椎骨密度测定时的影像得到的一种灰阶变异指数，是近年来逐渐被认可的一种反映骨微结构的指标。TBS 可以独立于临床危险因素、BMD 和 FRAX 工具来预测骨质疏松性骨折风险，也可以被加入到 FRAX 工具中一起预测骨质疏松 10 年骨折的风险。

TBS 的临床价值如下：① TBS 与绝经后女性的椎体、髋部和主要的骨质疏松性骨折风险相关；② TBS 与 50 岁以上男性的髋部和主要骨质疏松性骨折风险相关；③ TBS 可以与 FRAX 和 BMD 一起用于调整 FRAX 预测的绝经后女性和老年男性的骨折风险；④ TBS 与 2 型糖尿病绝经后女性的主要骨质疏松性骨折风险相关；⑤在临床实践中 TBS 不用于单独决定治疗建议；⑥ TBS 不能用于监测双膦酸盐治疗绝经后骨质疏松症疗效。最后两条规定主要是因为 TBS 测定的意义目前仍处于探索阶段，随着更多临床数据的积累，相信 TBS 会有更多的临床应用。

（4）有限元分析（finite-element analysis，FEA）

FEA 是一种生物力学分析方法，可以用于无创的骨强度分析，利用计算机辅助设计软件、有限元分析软件和骨的 CT、MRI 扫描信息建立骨的有限元分析模型，模拟计算骨质疏松性骨组织与骨质量相关的参数数值，可能会提高对骨强度变化和骨折风险的预测能力。FEA 模型是目前骨质疏松研究领域的热点之一，目前未应用于临床，仍处于科研阶段。

参考文献

1. Giangregorio L M, Leslie W D, Lix L M, et al.FRAX underestimates fracture risk in patients with diabetes.J Bone Miner Res, 2012, 27 (2)：301-308.

2. 中华医学会骨质疏松和骨矿盐疾病分会.原发性骨质疏松症诊疗指南(2017).中华骨质疏松和骨矿盐疾病杂志, 2017, 10 (5)：413-443.

3. Licata A A, Binkley N, Petak S M, et al. consensus statement by the american association of clinical endocrinologists and american college of endocrinology on the quality of dxa scans and reports.endocr pract, 2018, 24 (2)：220-229.

4. Okazaki N, Burghardt A J, Chiba K, et al.Bone microstructure in men assessed by HR-pQCT：Associations with risk factors and differences between men with normal, low, and osteoporosis-range areal BMD.Bone Rep, 2016, 5：312-319.

5. Tamaki J, Iki M, Sato Y, et al.Does Trabecular Bone Score (TBS) improve the predictive ability of FRAX®for major osteoporotic fractures according to the Japanese Population-Based Osteoporosis (JPOS) cohort study?J Bone Miner Metab, 2018.

6. Ripamonti C, Lisi L, Buffa A, et al.The Trabecular Bone ScorePredicts Spine Fragility Fractures in Postmenopausal Caucasian Women Without Osteoporosis Independently of Bone Mineral Density.Med Arch, 2018, 72 (1)：46-50.

7. Alacreu E, Arana E, Moratal D.The use of subject-specific Finite Element analysis of L1-L4 vertebra to screening osteoporosis in postmenopausal women.Conf

Proc IEEE Eng Med Biol Soc，2017，1832-1835.

8. Yang S，Leslie W D，Luo Y，et al.Automated DXA-based finite element analysis for hip fracture risk stratification：a cross-sectional study. Osteoporos Int，2018，29（1）：191-200.

（卜　石　崔　颖）

骨质疏松症的危险因素

17. 了解骨质疏松症的危险因素才能全面评估骨折风险

由于骨密度仅代表 70% 的骨强度，在临床上单纯凭借骨密度报告来评估患者的骨质疏松性骨折风险是远远不够的，必须要认识到还有其他可能增加骨折风险的因素，如增龄、既往骨折史、跌倒、糖皮质激素（或其他影响骨代谢的药物）应用、髋部骨折的家族史、目前吸烟等。在评估患者骨折风险时必须加入这些危险因素才会增加骨质疏松性骨折风险评估的敏感性，从而制订合理的防治策略。其中年龄、既往骨折史和骨密度是预测骨折风险的最强预测变量。另外，从诊断的角度上看，面对一个骨密度较低（甚至已经发生脆性骨折）的患者，如果不能或仅能罗列出其很少的骨质疏松的危险因素，更应该警惕其存在着潜在继发性骨质疏松症的病因或其他代谢性骨病。在采取治疗措施前必须完善相关检查明确诊断。

18. 固有因素虽然不可改变，但可以提醒我们多加关注

固有因素的存在是不以我们的意志为改变的，但了解这些可以提醒我们多关注具备这些危险因素的人群。①种族：白种人和黄种人都是患骨质疏松症的高危人种；②绝经后女性：尤其是40岁之前绝经的女性；③老龄；④有母系家族史的人。这些人都需要我们多关注他们的骨折风险。

19. 非固有因素是可控的危险因素，提前关注可避免追悔莫及

（1）过量饮酒会增加骨折风险

过量饮酒与骨折风险增加相关，过量饮酒对骨代谢影响的机制是多方面的，如乙醇对骨形成有抑制作用。饮酒不仅增加跌倒风险，影响钙吸收，还会导致慢性肝病进而造成维生素 D 缺乏。有骨质疏松风险的绝经后女性建议每日饮酒量不超过 3 份（1 份等于 120ml 葡萄酒，30ml 白酒，260ml 啤酒）。

（2）吸烟增加骨质疏松性骨折的风险

确切的机制还不清楚，可能与增加内源性雌激素代谢和对钙的影响有关。尚无前瞻性研究观察戒烟是否会降低骨折风险，但

有 Meta 分析提示，目前吸烟者比既往吸烟者的骨折风险高。无论如何，建议所有吸烟者戒烟，因为吸烟不仅对骨骼，而且对整体健康都是有害的。

（3）过量饮用咖啡不利于骨健康

咖啡会使肠道钙吸收减少，尿钙排出增加，更重要的是大量饮用咖啡就减少了牛奶的摄入，也就是减少了膳食钙的摄入。建议每天饮咖啡不多于 1～2 份（8～12 盎司/份，220～340ml/份）。

（4）身材苗条是骨质疏松症的危险因素

肥胖不是骨质疏松症的保护因素，身材苗条是许多女性追求的目标，但应该强调的是体重适中。低体重一直被视为骨质疏松症的一个危险因素。体重指数（BMI）较低者，骨骼所受的机械应力较少，影响负重骨的骨形成并促进骨量丢失。BMI 主要影响参与负重的髋部和腰椎的骨密度，对不直接参与负重的前臂骨密度影响较少。

尽管低体重被公认为是骨质疏松症的危险因素，但并不能认为肥胖是骨质疏松症和骨折的保护因素。Daniel 等利用西班牙的一个公共健康数据库，将不同 BMI 人群分为：正常/低体重组（BMI < 25kg/m^2）、超重组（BMI 25～30kg/m^2）、肥胖组（BMI ≥ 30kg/m^2）。在超重组和肥胖髋部骨折的发生少于正常/低体重组（分别为 *RR*=0.77，95%*CI*：0.68～0.88；*RR*=0.63，95%*CI*：0.64～0.79，*P* 均 < 0.001）。超重组和肥胖组骨盆骨折的发生低于正常/低体重组，分别为超重 *vs.* 正常/低体重组

（*RR*=0.78，95%*CI*：0.63 ～ 0.96，*P*=0.017）；肥胖 *vs.* 正常 / 低体重组（*RR*=0.58，95%*CI*：0.47 ～ 0.73，*P* < 0.001）。然而，肥胖组女性的肱骨近端骨折风险显著高于正常 / 低体重组（*RR*=1.28，95%*CI*：1.04 ～ 1.58，*P*=0.018）。临床椎体骨折、腕部、胫骨和多发性肋骨骨折的发生在各组间无明显差异。不同 BMI 人群都可以看到随年龄增长后各个部位骨折增加的现象。肥胖女性髋部、骨盆和临床椎体骨折的时间均早于正常 / 低体重女性，腕部骨折发生的时间晚一些。在绝经后女性，肥胖程度与骨折的关系和骨折部位有关，肥胖可能对髋部和骨盆骨折具有保护作用，但肱骨近端骨折的风险较正常 / 低体重者增加 30%。

（5）造成骨质疏松的药物

1）糖皮质激素：在自身免疫性疾病的治疗中很常用，详见"糖皮质激素继发性骨质疏松"。

2）大剂量甲状腺激素：在甲状腺乳头状癌术后的患者中，必须全面权衡大剂量甲状腺激素治疗对于预防甲状腺癌复发风险的益处和对骨代谢的不利影响，合理确定促甲状腺激素（TSH）治疗的靶目标值。

3）影响性激素水平的药物：如乳腺癌治疗中常用的芳香化酶抑制剂来曲唑，可使体内雌激素水平下降而加速骨吸收。一项对 34 例绝经女性应用来曲唑随访 2.1 年的回顾性研究中，应用来曲唑组的骨密度下降和小梁骨积分（Trabecular Bone Score，TBS）下降均大于自然绝经的对照组女性。醋酸亮丙瑞林可用于治疗子宫内膜异位症、前列腺癌，可使雌二醇或睾酮水平下降，长期应用可加速骨吸收，增加骨质疏松风险。

4）噻唑烷二酮类药物：治疗 2 型糖尿病的常用药物，但可以引起骨量丢失，增加骨折风险。机制是对 PPAR-γ 的激活会抑制成骨细胞的分化，促进成骨细胞凋亡，促进骨髓的干细胞向脂肪细胞的分化。

此外，细胞毒药物和免疫抑制剂（如环孢 A）、抗癫痫药物、肝素、华法令等均可通过不同机制影响骨代谢。当患者治疗某些原发疾病的获益大于相应药物对骨代谢影响的风险时，就应该尽量考虑减少这些药物的剂量和（或）疗程，同时应全面评估患者的骨质疏松性骨折的风险，合理预防或治疗骨质疏松症。

（6）不要忽视疾病对骨质疏松症的"推波助澜"作用

很多疾病可以影响骨代谢，进而导致骨质疏松症。例如，内分泌疾病中的库欣综合征、甲状腺功能亢进症、甲状旁腺功能亢进症、性腺功能减退症等；风湿免疫性疾病中的类风湿关节炎、干燥综合征等；血液系统疾病中的多发性骨髓瘤等。骨质疏松症其实只是这些疾病的表象之一，此时千万不可只抓着骨质疏松症"这条大象尾巴"，而不去探寻患者疾病的病因。同时，当患者患有上述疾病时，需考虑这些疾病对骨代谢的影响，积极根治或控制这些疾病，预防骨质疏松和骨折的发生。

参考文献

1. Kanis J A，Borgstrom F，De Laet C，et al.Assessment of fracture risk. Osteoporos Int，2005，16：581.

2. Pedrazzoni M，Casola A，Verzicco I，et al.Longitudinal changes of trabecular bone score after estrogen deprivation：effect of menopause and aromatase inhibition. J Endocrinol Invest.2014，37：871-874.

3. 中华医学会骨质疏松和骨矿盐疾病分会.原发性骨质疏松症诊疗指南（2017）. 中华骨质疏松和骨矿盐疾病杂志，2017，10（5）：413-443.

4. Camacho P M，Petak S M，Binkley N，et al.american association of clinical endocrinologists and american college of endocrinology clinical practice guidelines for the diagnosis and treatment of postmenopausal osteoporosis-2016. endocr pract.2016，22（S4）：1-42.

（卜　石）

骨质疏松症和骨质疏松性骨折
发生风险的评估工具

20. 骨密度测定不能替代骨质疏松症的风险评估工具

双能 X 线骨密度测定（DXA）是目前诊断骨质疏松的重要检查手段，但在临床中用 DXA 作为骨质疏松症的常规筛查工具显然不适合。理由：① DXA 设备价格昂贵，目前国内的三级医院还没有普及，所以不可能做到常规人人筛查，且 DXA 检查有少量 X 线辐射，不是所有人都能接受此项检查；②骨密度结果对于骨质疏松症的诊断不是必要条件，只要有脆性骨折病史的患者即使还处于骨量低下、甚至骨量正常的状态仍可以诊断骨质疏松症；③骨密度高低与骨折风险并不一定平行。骨密度决定了 70% 的骨强度，对于骨量低下（即 $-2.5 < T$ 值 < -1 时）且没有脆

性骨折史的患者，必须评估患者的其他危险因素来决定是否需要抗骨质疏松药物治疗。50% 发生脆性骨折的患者其骨密度并没有达到 WHO 所界定的 T 值 $\leqslant -2.5$ 的界值；有一半以上的脆性骨折发生在骨量低下，甚至是骨量正常的人群，所以不能无视脆性骨折病史的存在，根据骨密度正常就否认骨质疏松的诊断。④有很多因素干扰 DXA 测定结果，可能造成患者骨密度假性升高的现象。

骨质疏松症的风险评估工具引入了很多简易而重要的骨质疏松症的临床风险因素，有助于我们早期识别骨质疏松症的危险因素，对于高危人群及时行骨密度检查，做到早诊断、早治疗，以预防骨质疏松性骨折的发生。骨质疏松性骨折的风险评估工具则为医生是否启动干预治疗提供重要参考。

简而言之，骨密度结果并不是诊断和治疗骨质疏松症的唯一依据，骨质疏松和骨折的风险评估工具是辅助识别发生骨质疏松性骨折的高危人群并进行治疗。治疗的依据不仅是骨密度的高低，而是发生骨折风险的高低。

21. 目前公认的进行骨质疏松症的早期筛查和骨折风险评估的筛查工具

（1）亚洲人骨质疏松自测指数

亚洲人骨质疏松自测指数（osteoporosis self-assessment tool for Asians，OSTA）计算方法：（体重 − 年龄）× 0.2，OSTA 评

分结果≤ –1 即为阳性。OSTA 指数＜ –4 时骨质疏松风险级别为高，OSTA 指数在 –4 ～ –1 时骨质疏松风险级别为中等，OSTA 评分结果＞ –1 时骨质疏松风险级别为低。这个工具的优点是简单，包含了年龄和体重这两个最重要的 OP 危险因素。缺点是太简单，遗漏了太多的危险因素，仅用这个工具作为初筛敏感性太低，将漏诊很多骨质疏松症患者。

（2）骨质疏松风险问卷

国际骨质疏松基金会（IOF）骨质疏松症风险 1 分钟问卷（如需更多信息，可访问 www.iofbonehealth.org），最初的问卷包括以下 10 个问题：

①你的父母曾否跌断股骨？□

②你本人曾否跌断骨？□

③你曾否服用类固醇超过 3 个月？□

④你的身高是否减少超过 3 厘米？□

⑤你是否经常饮酒？□

⑥你每天是否吸烟超过 20 支？□

⑦你是否经常腹泻（如腹腔病或节段性结肠炎）？□

⑧你是否在 45 岁或以前已停经？（只供女士作答）□

⑨除怀孕期间外，你曾否停经超过 12 个月？（只供女士作答）□

⑩你曾否因雄激素过低而引至阳痿或性欲减低？（只供男士作答）。□

由此可以看出这 10 个问题实际上包含了骨折家族史、本人的骨折史、糖皮质激素应用史、身高变矮、吸烟、饮酒、慢性腹泻、早绝经、女性月经稀发、男性性功能下降这 10 条重要的骨质疏松症风险因子。这个问卷比较简单，但实际上漏掉很多非常重要的危险因素（如年龄、体重等），严重影响了问卷的效力。因此，IOF 在 2012 年公布了基于 19 个问题的一分钟骨质疏松症风险评估。这 19 个问题分别细化为 10 个不可改变的风险因子，5 个可改变的风险因子及分别针对女性的 3 个问题和针对男性的 1 个问题，如下：

1）你的风险因子有些是无法调整的，这些风险因子也就是你无法改变的风险因子

①父母曾被诊断有骨松或曾在轻微跌倒后骨折？是否

②父母中一人有驼背状况？是否

③实际年龄超过 60 岁？是否

④成年后是否曾经因为摔倒而造成骨折？是否

⑤是否经常摔倒（去年超过一次），或者因为身体较虚弱而担心摔倒？是否

⑥ 40 岁后的身高是否减少超过 3 厘米以上？是否

⑦是否体重过轻？（BMI 值少于 $19kg/m^2$）是否

⑧是否曾服用类固醇药片（如可体松、强体松）连续超过 3 个月？（可体松通常为治疗气喘、类风湿性关节炎及某些发炎的疾病）是否

⑨是否患有类风湿性关节炎？是否

⑩是否被诊断出有甲状腺或甲状旁腺功能过高的状况？是否

2）女性朋友请继续回答以下问题

①你是否在 45 岁或以前便已停经？是否

②除了怀孕、更年期或切除子宫后，是否曾停经超过 12 个月？是否

③是否在 50 岁前切除卵巢又没有服用性激素补充剂？是否

3）男性朋友请继续回答以下问题

是否曾经因雄激素过低而出现阳痿、失去性欲的症状？是否

4）你的生活习惯风险因子（可以改变的）

①你是否每天饮用超过相当于两小杯分量的酒？是否

②有长期吸烟习惯，或曾经吸烟？是否

③每天运动量少于 30 分钟？（包含做家事、走路、跑步等）是否

④是否避免食用乳制品又没有服用钙片？是否

⑤每天从事户外活动时间是否少于 10 分钟，又没有服用维生素 D 补充剂？是否

5）新的问卷有以下几点变化

①关于骨质疏松症家族史，强调了骨折史一定是轻微跌倒后骨折（即脆性骨折），将"父母是否驼背"单独作为一个问题，

很形象易懂，便于非专业人士回答。

②增加了对低体重的评估。IOF 给出的低体重切点是 BMI < 19kg/m²。

③增加了常见继发骨质疏松症的病因的询问：类风湿关节炎、甲状腺功能亢进、甲状旁腺功能亢进。

④对于女性非自然绝经情况，增加了"在五十岁前切除卵巢又没有服用性激素补充剂"的询问。

⑤突出了生活方式的询问，并强调与生活方式相关的危险因子是可以改变的。在原有的吸烟、饮酒两个危险因素外，又增加了是否规律运动和是否使用钙剂和维生素 D 补充剂的两条。

从 IOF 的一分钟问卷的变化中可以体会各项骨质疏松症危险因素的重要性，这个问卷的设计尽可能地涵盖了骨质疏松症的重要的危险因子，可以成为询问病史时关注的关键问题，也可以在就诊患者中和社区居民中广泛分发，唤醒广大群众对骨质疏松症的重视，提高就医意识。这个问卷的缺点是没有体现各个危险因素对预测骨质疏松症发生的权重，无法提出定量的结论。

22. WHO 的骨质疏松性骨折风险评估（FRAX）系统

2008 年，WHO 引进了 FRAX 评分（Fracture Risk Assessment Tool，FRAX），用于估计 40 ～ 90 岁未治疗患者的 10 年内髋部骨折和主要部位（指髋部、椎体、肱骨近端、前臂）的骨质疏松性骨折的风险。FRAX工具（图5）的特点是涵盖了一些骨质疏松症的临床危险因素，可以加入或不加入（如果无条件做）股骨颈的BMD（DXA测定结果）。等同于DXA的QCT（定量CT）测定的股骨颈骨密度值也可以用于FRAX工具。FRAX是基于来自不同种族、不同地区的、不同性别的大型前瞻性观察性研究的数据库，已完成11个由女性组成的独立的队列验证。通过访问网站（www.shef.ac.uk/FRAX）和手机APP都可以很容易计算。由于FRAX模型的建立需要以相应国家的骨折发生率和人群病死率等流行病学数据为基础，而中国缺乏上述全国性的流行病学数据，只能借用中国局部地区的数据。

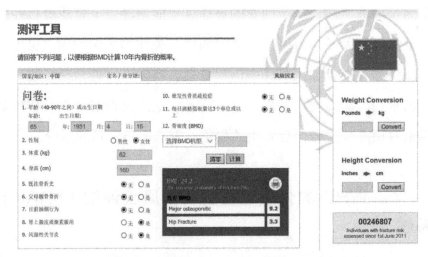

图5 骨质疏松性骨折风险评估系统（彩图见彩插4）

对于已经发生脆性骨折或DXA检查BMD *T* 值≤ -2.5，不必计算 FRAX 评分可以直接启动治疗，所以 FRAX 评分更适用于没有发生过骨折又无条件进行 DXA 测定和 DXA 测定为低骨量或骨量正常的患者（T 值 > −2.5），可以通过评估其他危险因素计算患者发生骨质疏松性骨折的风险，来决定预防和治疗策略。美国指南提出，髋部骨折概率 ≥ 3%，任何重要部位的骨质疏松性骨折概率 ≥ 20% 时，视为骨质疏松性骨折的高危人群。

一些欧洲国家指定的髋部骨折概率干预的阈值是 5%。FRAX 预测的任何主要骨质疏松性骨折概率为 10% ～ 20% 时，为骨质疏松性骨折中风险；FRAX 预测的任何主要骨质疏松性骨折概率 < 10% 时，为骨质疏松性骨折低风险。中国中华医学会骨质疏松和骨矿盐疾病分会发布的《原发性骨质疏松症诊疗指南（2017）》中提出：鉴于 FRAX 可能低估中国人群的骨折风险，建议 FRAX 预测的髋部骨折概率 ≥ 3% 或任何主要骨质疏松性骨折概率 ≥ 20% 时，为骨质疏松性骨折高危患者，建议给予治疗。

FRAX 工具在以下情况会低估患者的骨折风险：①该模型仅输入股骨颈的 BMD，对于股骨颈 BMD 正常而腰椎 BMD 较低者，可能会低估其骨折风险；②该模型并没有区分仅发生过 1 次骨折或已有多发（次）骨折史者，因此会低估有多发（次）骨折者再骨折的风险；③该模型仅输入是否应用糖皮质激素，会低估应用大剂量糖皮质激素者的骨折风险；④已有严重椎体骨折者；⑤有非髋部骨折家族史者；⑥有糖尿病者；⑦对继发性骨质疏松的病因仅考虑了类风湿关节炎，没有体现其他病因导致的骨质疏松；⑧跌倒风险相对较高的人。

参考文献

1. 中华医学会骨质疏松和骨矿盐疾病分会. 原发性骨质疏松症诊疗指南（2017）. 中华骨质疏松和骨矿盐疾病杂志，2017，10（5）：413-443.

2. Camacho P M，Petak S M，Binkley N，et al.american association of clinical endocrinologists and american college of endocrinology clinical practice guidelines for the diagnosis and treatment of postmenopausal osteoporosis-2016. endocr pract.2016，22（S4）：1-42.

（卜　石　康丽静）

你该知道的骨转换标志物

23. 骨转换标志物是了解骨代谢的重要线索

骨组织一直处于动态的重建过程，在骨形成与骨吸收之间维持着微妙的平衡，这个过程就是骨转换。骨转换标志物（bone turnover markers，BTMs），分为骨形成标志物和骨吸收标志物，是从血液、尿液中检测出的反映骨转换的生化产物，是协助代谢性骨病的诊断、鉴别诊断、治疗及疗效评价的重要指标，骨转换从破骨细胞侵蚀骨组织的矿化表层开始。破骨细胞在骨吸收过程中分泌各种酸性或中性的蛋白酶，将成熟的胶原纤维降解成为小片段。

因此，这些血液或尿液中的蛋白酶和胶原降解产物的量就可以作为反映骨吸收标志物，破骨细胞在骨吸收过程中分泌的降解Ⅰ型胶原的酶类，如抗酒石酸酸性磷酸酶 -5b（TRACP-5b）、组织蛋白酶 K 和一些骨基质的非胶原蛋白质（如骨唾液蛋白）也属于骨吸收标志物。Ⅰ型胶原交联羧基端肽区（CTX-1）和Ⅰ型胶原交联氨基端肽区（NTX-1）分别为Ⅰ型胶原降解时在羧基端和氨基端脱落的短肽，可以出现在血液和尿液中，其浓度与骨吸收的活跃程度呈正相关关系。骨吸收完成之后，成骨细胞在被侵蚀骨组织外围聚集开始骨形成的过程，骨形成主要是Ⅰ型胶原合成的过程，这个过程中，成骨细胞先合成大量的Ⅰ型前胶原分泌到细胞外。Ⅰ型前胶原是Ⅰ型胶原的前体，它被特异性的蛋白酶切割成三部分，即Ⅰ型胶原、Ⅰ型前胶原氨基端端前肽（PINP）和Ⅰ型前胶原羧基端前肽（PICP），因此，PINP或PICP与Ⅰ型胶原的关系恰如胰腺β细胞所分泌的C肽和胰岛素之间的关系，PINP或PICP作为代谢产物进入血液和尿液，其浓度应该与成骨细胞合成Ⅰ型胶原的量平行，成为理想的反映骨形成活跃程度的指标。

成骨细胞同时分泌骨特异性碱性磷酸酶（BAP），促进骨矿化过程；肝功能正常的人体中，肝脏和骨组织来源的碱性磷酸酶的活性在总碱性磷酸中各占一半。所以，在没有条件测定骨特异性碱性磷酸酶而肝功能正常时，血清总碱性磷酸酶水平也可以作为反映骨代谢的指标。成骨细胞在骨形成晚期合成并释放骨钙素（OC）；骨钙素是骨基质中主要的非胶原蛋白质，一小部分释放入血液，血中骨钙素水平也是反映骨形成的指标。

血液和尿液标本均可用于BTM的检测。通常PINP、PICP、BAP、OC和TRACP-5b等项目用血液样本检测，而CTX-1和

NTX-1 可用血液和尿液样本检测，常用的 CTX 有 α-CTX 和 β-CTX 两种，其中 β-CTX 是 α-CTX 的异构体，需要注意尿液检测通常需用尿肌酐值进行校正。国际骨质疏松基金会和国际临床化学与实验医学联合会（IOF-IFCC）推荐血清 PINP 和 CTX-1 分别作为骨形成和骨吸收的首选标志物。

24. 诸多因素均可影响骨转换标志物

BTMs 的变异分为分析前变异和分析变异。分析前变异分为不可控和可控因素两类，各因素总结见表 2。不可控因素主要包括年龄、性别、种族、地理位置、药物、疾病等；可控因素包括昼夜节律、季节差异、月经周期、进食状态。昼夜节律是可控因素中最重要的影响因素。

BTMs 均存在显著的昼夜节律，其中骨吸收标志物尤为显著。研究者发现血清 CTX 水平在 1：30 ～ 4：30 达到高峰，而在 11：00 ～ 15：00 处于低谷，且峰值是谷值的 2 倍左右。同时，进食也会导致血清 BTMs 水平的变化，早餐后 1 小时血清 CTX-1 水平下降约 20%，骨形成标志物下降为 4% ～ 5%，这种降低可能跟进食后胰高血糖素样肽 -2（GLP-2）的分泌有关。因此，为减少个体变异，尽量选取过夜空腹的血液样本进行 BTMs 检测。

表 2　BTMs 分析前变异的可能来源

变异来源	特异性表现	建议
不可控变异		
年龄	儿童：BTMs 高于成人，出生至 1 岁青春期最高	确认青春期
	成人：30 岁前 BTMs 随年龄增高，30 岁至绝经前稳定，随后女性增高，男性 80 岁后增高	使用合适的参考范围
性别	50 岁以下男性 BTMs 较高（并非所有研究均支持），50 岁以上女性 BTMs 较高	建立男性和女性的参考范围
种族、地理位置	在不同种族、人种群和地理位置中，BTMs 存在差异；如加拿大高加索的绝经后女性较高，而德国和西班牙的绝经后女性最低	使用适当的参考范围
药物		记录用药史，注意药物作用对 BTMs 的影响
糖皮质激素	低 BTMs（2 天之内，剂量依赖）	
芳香化酶抑制剂	BTMs 升高 30%	
钙	晚间服用 1g 钙可抑制骨吸收	
抗惊厥药	长期服用升高 BTMs	
噻嗪利尿剂	BTMs 降低	
肝素	骨形成指标降低	
抗吸收药物（双膦酸盐，SERMs，HRT）	BTMs 降低	
激素避孕药	BTMs 降低，但作用较弱且可能为年龄依赖性	

续表

变异来源	特异性表现	建议
疾病		采集完整病史
原发性甲状旁腺功能亢进症	BTMs 升高（与疾病严重程度相关）	
甲状腺疾病	BTMs 升高	
糖尿病	BTMs 升高（高估吸收、骨形成常不增多）	
Paget 骨病	BTMs 升高	
骨髓瘤		
炎症（类风湿关节炎）	钙吸收障碍，BTMs 升高	
Crohn's 病	肾功能不全，BTMs 升高	
慢性肾脏疾病	骨形成指标可能升高（骨钙素不高）	
肝脏疾病		
妇产科		
妊娠	BTMs 升高，在妊娠期 7 ~ 9 个月最高（高达妊娠前的 3 倍）	
泌乳	产后 BTMs 降低，如哺乳降低较慢，BTMs 升高可维持至产后 1 年	
绝经	最后一次月经数月后 BTMs 开始升高	
暂时性因素		考虑制动因素
制动和卧床	短期（7 天）即可导致骨吸收升高	在骨折后至少 6 个月内考虑该因素
骨折	BTMs 在骨折愈合期升高，可持续一年	

续表

变异来源	特异性表现	建议
可控变异		
昼夜节律	BTMs 具有昼夜节律一般夜晚最高，下午最低。钙和疾病会影响昼夜节律	同一时间点取样以减少差异
季节性变化	报告不一致。有报告称冬天骨吸收增加	在欧洲纵向研究提示可能影响（与北美洲相比，维生素 D 摄入少）；记录气候温暖地区的旅行
月经周期	报告不一致。有报告称黄体期 BTMs 有变化	在月经周期第一周采血
运动	报告不一致。年龄、运动的频率和强度均有影响	记录体育运动情况
进食	含胶原的食物使羟脯氨酸升高 补充钙剂会抑制 BTMs 进食后 CTX-1 会降低	采血前 24 小时不食用明胶和肉类 记录膳食补充元素 空腹采样

年龄、性别、种族等因素造成的差异可通过各地区建立自己的正常参考范围来减少，而药物和疾病导致的检测差异需根据具体情况进行分析。在慢性肝脏、肾脏病患者，肝脏或肾脏功能受损影响分子标记物的清除或排泄，导致血清中 BTMs 水平升高。CTX 经肾脏排泄，慢性肾脏疾病时会出现增高。PINP 在肝脏代谢，但肾脏疾病时其代谢片段可在体内堆积，导致总 PINP 水平升高。因此，相对于总 PINP 的测定，全片段 PINP 测定受肾脏功能影响更小。在所有 BTMs 中，BAP 和 TRACP-5b 基本不受肾脏功能影响。在肝功能受损的患者中，血清碱性磷酸酶和 CTX 水平较正常人明显升高，而血清骨钙素水平明显下降。PINP 和 PICP 由于在肝脏中进行代谢，肝功能受损时其水平明显升高。

分析变异在实验室检测过程中产生，由实验室进行质控。目前，BTMs 的测定方法主要由酶联免疫吸附法（ELISA）、化学发光法（CLIA）和电化学发光法（ECLIA），后两种方法均为全自动仪器操作，分析的变异系数(CV)较小，能够控制在10%左右。

总之，检测 BTMs 时需要过夜空腹采血，如要纵向比较变化必须保证标本处理和检测均在同样条件下进行。

25. 关于慢性肾脏病患者 BTMs 应用的特别说明

大部分的 BTMs 需通过肾脏代谢，因此，在慢性肾脏病合并骨质疏松患者的治疗过程中需选择合适的 BTMs 用于疗效监测。2017 年国际肾脏病改善预后协调委员会（KDIGO）发布的《慢性肾脏病矿物质和骨异常的临床实践指南（更新版）》中指出不建议在慢性肾脏病患者中常规检测 PINP 和 CTX，建议使用 BAP 作为合适的骨转换标志物，并且每年监测一次 BAP 的水平，如果患者出现甲状旁腺素升高，测定间隔需缩短。

26. 判断 BTMs 变化必须考虑最小有意义变化值（LSC）

由于 BTMs 检测的影响因素较多，结果个体差异较大。因此，专家提出使用最小有意义变化值（LSC）来判断 BTMs 的变化是否有意义。最小有意义变化值（LSC）是除去操作误差、仪器误差等因素后评判 BTMs 真正有变化的阈值，是指同一位技术人员在某一个特定的时间里在同一台机器上进行评估的结果。LSC 的计算方法为：$LSC = 2.77 \times CV\%$。例如，当血清 CTX-1 测定的变异系数异为 10% 时，其 LSC 约为 30%。因此，在骨质疏松患者疗效监测时，患者需在用药前测定基线的 BTMs 值（空腹血清样本最佳），用药 3 个月左右同样条件（空腹血清）下测定 BTMs，与基线值比较来观察药物疗效是否达到预期。以应用抗骨吸收药物双膦酸盐为例，由于这类药的作用机制是抑制破骨细胞活性，应用后会引起骨转换标志物的降低，如果是血清指标至少要下降超过 30%，尿液指标下降则需要超过 50%。应用 LSC 之前需评估患者的依从性、维生素 D 状况、营养状况、并发症与合并症、生化指标、风险因素及用药时间是否够长等。LSC 变化范围很大，若使用抗骨吸收药物的患者骨吸收标志物降低大于50%，使用促骨形成药物的患者骨形成标志物的升高大于30%，则说明治疗有效。

27. 种族、地域差异决定建立自己BTMs参考范围的必要性

BTMs受种族、地理位置的影响，因此建议各地方实验室参照35～45岁绝经前健康女性的BTMs值建立本地成人的BTMs参考范围。建立BTMs的正常人参考范围时，需注意检测人群的血清维生素D水平应充足，并注意排除药物和疾病的影响。2014年研究者选取北京、武汉、上海、广州、重庆5个城市，纳入了1436例健康志愿者，完成了骨转换标志物PINP和CTX-1的正常参考范围研究。志愿者的年龄在15岁以上，体重指数（BMI）在18～39kg/m^2，根据病史、体格检查和实验室检查确定为身体健康者。志愿者在8：00～9：00空腹采血，检测PINP、CTX-1、甲状旁腺素和25-（OH）D。研究结果显示，15～19岁人群的BTM值最高，成年后逐渐下降；女性在绝经后至60岁再次升高，而男性在40～69岁BTM仍处于低水平；女性和男性在70岁后BTMs均逐渐下降；女性30岁至绝经前的正常参考范围是：PINP 17.1～102.15μg/L，β-CTX 0.08～0.72μg/L。本研究中不同地区的PINP和β-CTX水平未发现显著差异。

28. BTMs在评估骨折风险时是独立于骨密度的、必要的辅助工具

BTMs 虽然不能作为骨质疏松的诊断依据，却是评估骨折风险及监测骨质疏松治疗效果的良好指标；有助于深入了解代谢性骨病的病理生理和继发性骨质疏松病因的确定。骨丢失导致骨密度（BMD）下降和骨微结构的破坏；骨微结构的破坏后可有BTMs 的变化，且 BTMs 能反映短期内骨代谢的变化。诸多研究证实 BTMs 在评估骨质疏松的骨折风险中是独立于 BMD 的、必要的辅助工具。一项荟萃分析纳入了 2000—2012 年的血清 PINP和 CTX-1 与骨折风险的研究，这些研究均纳入未经治疗的患者，以初次骨折为首要终点。结果显示血清中的 PINP 和 CTX-1 均与骨折风险显著相关。其中 PINP 的风险梯度（即每 1 个标准差的改变带来风险的增加）为 1.23（95%*CI*：1.09 ～ 1.39），CTX-1的风险梯度为 1.18（95%*CI*：1.05 ～ 1.34）。2016 年美国临床内分泌医师学会（AACE）联合美国内分泌学院（ACE）发布了绝经后骨质疏松症的诊断和治疗指南，提出骨质疏松症患者在初次评估及随访过程中，考虑使用 BTMs。骨转换标记物升高可以预测骨质丢失的加快及骨折风险的增加。

29. BTMs 不作为最终疗效的判断指标，但有助于在骨密度还未出现明显变化前了解药物是否起作用

目前，骨质疏松症的诊断和治疗主要通过测定骨密度来评

估，但治疗后骨密度的改善需要 1 ~ 2 年的时间，而 BTMs 能够快速地（3 个月）反映抗骨质疏松药物的作用。目前的抗骨质疏松药物分为抑制骨吸收和促进骨形成两类，对 BTMs 的影响略有不同，使用抑制骨吸收的药物，骨吸收标志物（如 CTX）先下降，由于骨吸收与骨形成的偶联关系，随后骨形成标志物（如PINP）也会下降。而使用促进骨形成的药物，骨形成的标志物（如PINP）先上升，由于骨吸收与骨形成的偶联关系，随后骨吸收标志物（如 CTX）也会上升。上述变化的特点体现了不同类药物作用机制的不同和骨吸收与骨形成紧密偶联的特点。如患者，女，50 岁。44 岁绝经，DXA 结果腰椎 1 ~ 4 T 值 −1.5，股骨颈 T 值 −1.5，全髋 T 值 −1.9，X 线发现 L-1 轻度楔形变，诊断绝经后骨质疏松。门诊给予阿仑膦酸钠 70mg，每周一次，阿尔法 D_3 0.25μg，每日一次，钙尔奇 D 0.6，每日一次；服药前查血清 β-CTX：0.66μg/L，PINP：70.25μg/L。服药 3 个月后复查血清骨吸收标志物下降了 50%（β-CTX 降为 0.31μg/L），骨形成标志物有下降（PINP 降为 42.78μg/L）。

BTMs 的变化与给药的剂量及给药方式有关：给药剂量与 BTMs 的变化程度呈正相关；静脉给药 BTMs 的变化更快。Rosen 等的研究招募了 1053 例绝经后妇女，分别服用阿仑膦酸盐（70mg，每周一次）和利塞膦酸盐（35mg，每周一次），分别在基线、3 个月、6 个月和 12 个月检测血清 CTX、BAP 和 P1NP 水平的变化。结果发现在第 3 个月所有监测的 BTM 标志物均显著降低。在第 3 个月服用阿仑膦酸盐的患者，血清 CTX、BAP 和 P1NP 分别降低 73.8%、40.6% 和 63.9%；服用利塞膦酸盐的患者，血清 CTX、BAP 和 PINP 分别降低 54.7%、28.1% 和 48.0%。两组患者 BTMs 的降低一直持续到第 12 个月。IMPACT 研究是一项多国、多中心、开放性、随机对照的前瞻性研究，招募了 2302 例绝经后妇女，每天口服利塞膦酸盐 5mg，连续服药 52 周。受试者在基线、第 10 周和第 22 周测定血清 CTX 和尿 NTX 水平。本研究中，CTX 和 NTX 较基线降低＞ 30% 为疗效显著。在第 22 周，按照 NTX 或 CTX 水平与基线的变化分组，疗效显著组的骨折率均显著低于疗效差的组，提示在应用双膦酸盐的患者中，BTMs 显著降低有助于预测骨折发生风险的下降。应用促骨形成剂，如特立帕肽治疗的患者，骨形成标志物 PINP 在用药 3～6 个月内逐渐上升到平台，此后由于骨形成和骨吸收的偶联作用，骨形成的加速带动骨吸收逐渐活跃。用药 6 个月后血清 PINP 水平较基线水平增加了 218%，NTX 水平则增加了 58%。

30. BTMs 水平可以作为反映患者用药依从性的很好指标

双膦酸盐治疗后 3 周，β-CTX 明显降低。治疗有效者，骨标志物维持在低水平。若依从性差或停止治疗，会导致 β-CTX 快速升高；治疗无效者或未接受治疗者，骨标志物则停留在基线水平，如病例：患者，男，69 岁，发现身高变矮（162cm 降至 157cm），DXA 结果 L1 ～ 4 T 值 −2.1，股骨颈 T 值 −3.1，全髋 T 值 −0.9，诊断骨质疏松。门诊给予碳酸钙 D₃600mg，每日一次，骨化三醇 0.25μg，每日一次，阿仑膦酸钠 70mg，每周一次；服药前查血清 β-CTX：0.32μg/L，PINP：53.65μg/L；服药 3 个月后复查血清 β-CTX：0.26μg/L，PINP：47.68μg/L；该患者在服药 3 个月后 BTMs 无显著降低，应高度怀疑患者依从性差，未按医嘱按时服药。

31.BTMs 水平在应用双膦酸盐类药物的患者进入"药物假期"后，可以作为判断是否结束"药物假期"的参考指标之一

患者服用双膦酸盐治疗 5 ～ 10 年后，需停药进入"药物假期"。此时应每年定期监测 BTMs，观察体内的骨代谢是否恢复，即 BTMs 指标是否恢复至正常水平，可以作为决定"药物假期"结束的参考指标。

参考文献

1. Vasikaran S，Eastell R，Bruyère O，et al.Markers of bone turnover for the prediction of fracture risk and monitoring of osteoporosis treatment：a need for international reference standards.Osteoporos Int，2011，22（2）：391-420.

2. Naylor K，Eastell R.Bone turnover markers：use in osteoporosis.Nat Rev

Rheumatol，2012，8（7）：379-389.

3. Hannon R，Eastell R.Preanalytical variability of biochemical markers of bone turnover. Osteoporos Int，2000，11（S 6）：S30-S44.

4. Henriksen D B，Alexandersen P，Bjarnason N H，et al.Role of gastrointestinal hormones in postprandial reductionof bone resorption.J Bone Miner Res，2003，18（12）：2180-2189.

5. Chiang C.The use of bone turnover markers in chronic kidney disease-mineral and bone disorders.Nephrology（Carlton），2017，22（S 2）：11-13.

6. Kong J，Ding Y，Zhang C，et al.Severe vitamin D-deficiency and increased bone turnover in patients with hepatitis B from northeastern China.Endocr Res，2013，38（4）：215-222.

7. Ketteler M，Block G A，Evenepoel P，et al.Executive summary of the 2017 KDIGO Chronic Kidney Disease-Mineral and Bone Disorder（CKD-MBD）Guideline Update：what's changed and why it matters.Kidney Int，2017，92（1）：26-36.

8. 廖二元，徐苓，朱汉民，等 . 原发性骨质疏松症干预的疗效监测与评估专家意见 . 中华骨质疏松和骨矿盐疾病杂志，2015，8（1）：1-6.

9. 中华医学会骨质疏松和骨矿盐疾病分会 . 骨代谢生化标志物临床应用指南 . 中华骨质疏松和骨矿盐疾病杂志，2015，8（4）：283-293。

10. Li M，Li Y，Deng W，et al.Chinese bone turnover marker study：reference ranges for C-terminal telopeptide of type I collagen and procollagen I N-terminal peptide by age and gender.PLoS One，2014，9（8）：e103841.

11. Shetty S，Kapoor N，Bondu J D，et al.Bone turnover markers：Emerging tool

in the management of osteoporosis.Indian J Endocrinol Metab，2016，20（6）：846-852.

12. Johansson H，Odén A，Kanis J A，et al.A meta-analysis of reference markers of bone turnover for prediction of fracture.Calcif Tissue Int，2014，94（5）：560-567.

13. Camacho P M，Petak S M，Binkley N，et al. American association of clinical endocrinologists and american college of endocrinology clinical practice guidelines for the diagnosis and treatment of postmenopausal osteoporosis-2016. Endocr Pract.2016，22（S 4）：1-42.

14. Rosen C J，Hochberg M C，Bonnick S L，et al.Treatment with once-weekly alendronate 70 mg compared with once-weekly risedronate 35 mg in women with postmenopausal osteoporosis.J Bone Miner Res，2005，20（1）：141-151.

15. Eastell R，Vrijens B，Cahall D L，et al.Bone turnover markers and bone mineral density response withrisedronate therapy：relationship with fracture risk and patientadherence.J Bone Miner Res，2011，26（7）：1662-1629.

16. McClung M R，San Martin J，Miller P D，et al.Opposite bone remodeling effects of teriparatide and alendronate in increasing bone mass.Arch Intern Med，2005，165（15）：1762-1768.

（李世蕊）

骨质疏松症的遗传学机制

32. 骨质疏松症属于复杂的多基因遗传病

骨质疏松症是一种由遗传因素、环境因素及遗传－环境交互作用共同导致的复杂多基因遗传病，不良的环境因素（包括生活习惯与环境等）可作用于遗传背景易感的个体从而引起疾病的发生。研究者已经发现相比其他骨质疏松症的风险因素（如饮食习惯、体力活动、饮酒、吸烟、光照、用药史和共存疾病），骨质疏松症阳性家族史是其最重要的临床风险因素，这提示遗传对骨质疏松症发病机制的重要意义。例如，父母曾有骨折史的人将具有更高的骨折风险、更低的骨密度（BMD）水平，其中母亲的骨折史最为重要；母亲与女儿的 BMD 水平具有较高的相关性。

遗传率（Heritability）是指亲代传递其遗传特性的能力，即表明遗传因素对于某一表型的贡献大小；遗传率的数值在 0～1，数值越大表明该表型受到遗传因素的影响越大，反之则越小。双生子与家系的研究发现，不同骨表型的遗传率估算在 0.45 ～ 0.92，其中与骨质疏松症直接相关的骨表型——BMD 的遗传率在 0.50 ～ 0.85；骨折的遗传率在 0.25 ～ 0.48；无论是峰值 BMD 或者 BMD 损失都与遗传因素相关，有 60% ～ 80% 的骨量丢失加速由遗传因素所决定；骨的微结构与骨转换标志物水平主要由遗传因素而非环境因素决定。此外，绝经后雌激素缺乏是骨量丢失的重要因素，绝经年龄也被发现由多基因决定，这也支持了骨质疏松症受到遗传因素影响的观点。需要注意的是，BMD 存在显著的种族差异，中东妇女 BMD 水平普遍低于西方人标准，这可能多与中东妇女的衣着习惯限制了阳光的照射与维生素 D 的激活有关，此时 BMD 主要受到环境因素的影响。

近年来，随着对人类基因组的破译，通过候选基因关联分析、全基因组关联分析（GWAS）、高通量测序及单基因病家系的研究方法，与骨质疏松症及其相关表型有关的遗传易感基因在不断被揭示的过程中。研究者推测至少有 500 个以上的基因与骨质疏松症相关，被发现的基因变异既包括部分能够导致骨质疏松症相关单基因病的、受到环境因素影响较小且频率很低的突变，也包括与人群中骨表型变异度相关的常见多态性位点。现有的研究结果提示，骨相关表型的遗传是多个微效基因的作用之和，而非基于少数效应较强的基因。目前已知的多态性位点只能解释不到 10% 的骨质疏松症遗传风险，尚存在大量未被发现的骨表型相关遗传因素。最近，研究者通过基于来自 UK Biobank 研究的 426 824 名个体的 BMD 水平及其 GWAS 数据，明确了与 BMD 相关联的 518 个基因座位（其中包括 301 个新发现的基因座位）。这项突破性的研究成果首次将对 BMD 变异的解释度提高至 20%。此外，已有超过 20 个易感基因 / 基因座位被发现与骨质疏松性骨折风险相关。

已被发现与骨质疏松症或相关骨表型有关的已知功能的易感基因主要可归纳为以下关键通路。①维生素 D 通路（*VDR*、*DBP*、PTH 等）：编码维生素 D 受体的 *VDR* 基因是骨质疏松症遗传学研究中最早被关注的候选基因。②雌激素通路（*ESR1*、*ESR2*、*CYP19A1* 等）：基于雌激素在骨发育、骨代谢中的重要调节功能，以及对骨流失的保护作用，雌激素受体编码基因 *ESR1*、*ESR2* 也曾被认为是骨质疏松症的重点候选基因。③ Wnt-β-catenin 通路（*LRP4*、*LRP5*、*LRP6*、*RSPO3*、*SOST*、*WLS*、*WNT4*、*WNT5B*、*WNT10B*、*WNT15*、*WNT16*、*MEF2C*、*HDAC5*、*DKK1*、*PTHLH*、*SFRP1*、*SFRP4*、*FOXC2*、*GPR177*、*CTNNB1*、*AXIN1* 等）：Wnt 信号通路是骨细胞分化与增殖的核心通路之一。在 Wnt 通路中的重点基因包括：低密度脂蛋白受体相关蛋白 5 基因（*LRP5*），其编码一种跨膜受体，参与骨形成的过程，其失活型突变可导致骨质疏松 – 假神经胶质瘤综合征，其激活型突变可导致高骨量综合征；硬骨素基因（*SOST*），产物可通过拮抗 *LRP5/6* 的作用阻止骨形成，其失活型突变可导致高骨量综合征；*LRP4* 称为多表皮生长因子样结构域 7

（*MEGF7*），可与 *LRP5* 发生相互作用，是骨量的重要调节因子；*Dickkopf1*（*DKK1*），可通过结合 *LRP5/6* 受体抑制 Wnt 信号通路；R-spondin 3（*RSPO3*）可通过作用于 *LRP6* 激活 Wnt 通路；肌细胞增强因子 2C（MEF2C），作为转录因子通过 Wnt 通路参与骨发育；抑癌基因腺瘤性结肠息肉病基因（*APC*），产物通过结合 β-catenin 负性调节 Wnt 通路；Catenin β1（CTNNB1）对于 Wnt 信号通路与间充质干细胞向成骨细胞的分化过程非常重要，可上调骨保护素基因（*OPG*，即 *TNFRSF11B*）的表达；G 蛋白耦联受体 177（GPR177）参与 Wnt 蛋白的分泌。④ RANKL-RANK-OPG 通路（*TNFSF11*、*TNFRSF11A*、*TNFRSF11B*、*IL6*、*CLCN7* 等）：成骨细胞与骨细胞均可分泌核因子 κB 受体活化因子配体（RANKL，即 TNFSF11），对于骨代谢至关重要；RANKL 可与表达于破骨细胞前体细胞的 RANK 受体（TNFRSF11A）相互作用，从而触发破骨细胞的活性，也可以与成骨细胞和骨细胞表达的 OPG 结合，从而阻止其与 RANK 受体结合；白介素 6（IL6）可与 RANKL-RANK-OPG 通路相互作用，且可上调 *RANKL* 基因表达。⑤软骨内骨化通路（*SOX6*、*SOX9*、*COL1A1*、*COL1A2*、*RUNX2*、*SP7* 等）：SRY 相关 HMG 盒蛋白基因（*SOX*）家族编码一类转录因子，参与软骨细胞分化与软骨内骨化过程，包括 *SOX6* 与 *SOX9*；由 *COL1A1* 和 *COL1A2* 基因编码的 I 型胶原是骨的主要蛋白；Runt- 相关转录因子 2（RUNX2），也被称为核结合因子 A1（CBFA1），是成骨细胞特异的转录因子；整合素结合唾液酸蛋白（IBSP）表达于成骨细胞、骨细胞与破骨细胞，*IBSP* 基因与其附近的 *DMP1*、*SPP1*、*MEPE* 基因均与 BMD 相关。此外，间充质干细胞成骨分化通路（*SPP1*、*MEF2C*、*SOX6*、*SOX9*、*PTHLH*、*RUNX2*、*SP7*、*DCDC5* 等）、TGF-β 信号通路（*TGFB1*、*TGFBR1* 等）、TNF-R1/TRAIL 信号通路（*CFLAR*、*NFKB1*、*TNFSF10*、*TNFRSF1B*、*TNFRSF10B*、*TRAF3* 等）、自噬信号通路（*ATG5*、*ATG7*、*ATG12*、*IFNA4*、*IFNA5*、*IFNA7*、*IFNA8*、*IFNA13*、*IFNA14*、*IFNA16*、*IFNA17*、*IFNA21*、*PIK3C3* 等）的重要基因也参与了骨表型的决定过程。最近，基于 UK Biobank 的最新研究通过对基因编码区变异的深入分析发现，形态发生紊乱关联激活因子 2 基因（*DAAM2*）可能是与骨质疏松症关系最为密切的重要致病基因，其高表达于骨骼细胞；*DAAM2* 基因敲除的小鼠尽管 BMD 等骨参数正常，但表现为骨皮质骨松化及骨强度降低。骨表型相关的易感基因还包括 *ALOX15*、*ALDH2*、*ALDH7A1*、*ARHGAP1*、*CATSPERB*、*CRHR1*、*FLJ42280*、*FOXL1*、*GALNT3*、*JAG1*、*SPTBN1*、*SLC25A13*、*FAM210A*、*FUBP3*、*RPS6KA5*、*STARD3NL* 等。

值得一提的是，已知的骨表型相关易感基因大多数通过 GWAS 研究发现。尽管 GWAS 在复杂疾病遗传学方面具有诸多优势，但由于其策略针对常见基因组变异（即人群中次等位基因频率高于 1% 的变异），这些变异通常具有较小的效应强度，并不能够发现低频 / 罕见的、效应较强的变异。近年来，二代测序技术进入该领域用于弥补不足，有助于发现新的致病基因，从而阐明骨质疏松症的遗传学基础和新的生物学机制，也有可能为骨质疏松症的大部分遗传率提供解释。例如，研究者通过基因测序方法在 *WNT1*、*EN1*、*LGR4*、*COL1A2* 基因上发现了对于 BMD 效应较强的罕见变异。此外，已知的易感基因仍有待于在不同种族、人群中重复与验证。

33. 基因突变可导致青少年人群的原发性骨质疏松症

众所周知，骨质疏松症很大程度受到增龄的影响，通常发生于老年人群。事实上，青少年人群也可能发生骨质疏松症，早发的骨质疏松症与老年人的骨质疏松症具有不同的病理生理机制。青少年人群通常表现为严重的原发性骨质疏松症，或表现为疾病或药物导致的继发性骨质疏松症。其中，青少年的原发性骨质疏松症主要由遗传因素所决定。

儿童时期起病的原发性骨质疏松症常被诊断为成骨不全（Osteogenesis imperfecta，OI），又称为脆骨症、瓷娃娃，属于罕见的单基因遗传病，根据临床特点公认分为 5 个类型。已知的 OI 的致病基因包括：参与胶原合成与结构的 *COL1A1*、*COL1A2*、*BMP1*；胶原 modification-3-hydroxylation 复合物组分的 *LEPRE1*、*CRTAP*、*PPIB*；参与胶原折叠与交联过程的 *SERPINH1*、*FKBP10*、*PLOD2*；参与矿物化过程的 *IFITM5*、*SERPINF1*；其他基因还包括 SEC24D、SPARC、TMEM38B、CREB3L1、WNT1、SP7、PLS3 等。同一基因的不同突变可表现为不同类型的 OI。除 OI 外，还有另一些因基因突变导致的青少年的低骨量综合征（如骨质疏松 - 假神经胶质瘤），其原发性骨质疏松症的表现类似于 OI。相关的致病基因包括 FKBP10、PLOD2、LRP5、WNT1、XYLT2、B4GALT7、P4HB、PYCR1、ATP6VOA2、GORAB、IFIH1。

已有研究发现，约90%的 OI 患者都是由 COL1A1 或 COL1A2 的基因突变导致；因 COL1A1、COL1A2 与 IFITM5 突变引起的疾病表现为常染色体显性遗传的模式；因 WNT1、LRP5 突变引起的疾病既可表现为常染色体显性遗传，也可表现为常染色体隐性遗传；因 LEPRE1、CRTAP、PPIB、SP7、BMP1、SERPINH1、FKBP10、PLOD2、SERPINF1、TMEM38B、CREB3L1 突变引起的疾病表现为常染色体隐性遗传模式；PLS3 突变引起的疾病表现为 X 连锁的遗传模式，且男性患者居多；此外，双等位基因的突变往往能够导致更为严重的表型。

结合遗传模式分析，对早发骨质疏松症患者进行基因检测，将有助于明确其致病基因与诊断。临床实践中，建议首先对患者进行 COL1A1 与 COL1A2 基因测序与大片段缺失分析，如果没有找到任何突变或缺失，可进一步选择已知早发骨质疏松症的基因检测组套，以对目前已知相关致病基因进行测序，或者可选择全外显子组测序。以上基因检测流程能够通过明确早发骨质疏松症患者的致病基因预测其疾病长期预后，指导下一步治疗，并有助于对其亲属进行疾病预测与遗传咨询。

34. 表观遗传学参与骨质疏松症的发生

表观遗传（Epigenetics）是一种 DNA 序列外的遗传模式，主要通过 DNA 的甲基化、组蛋白修饰、染色体重塑和非编码 RNA 来实现。近年来，研究发现表观遗传学机制在骨细胞、成骨细胞、破骨细胞的分化过程中发挥核心作用，从而参与了骨的发育与稳态调节，以及骨质疏松症的发生。

CpG 是胞嘧啶（C）- 磷酸（p）- 鸟嘌呤（G）的缩写，CpG 岛是指基因上富含 CpG 二核苷酸的区域，其主要位于启动子与外显子区。CpG 岛部位发生的 DNA 甲基化是一种可逆的调节过程。体外与动物研究结果证明，甲基化机制在骨细胞的分化与活性中扮演重要角色，如在去甲基化物质的作用下，*SOST* 基因表达显著上调，而 DNA 甲基化能够显著抑制 *RANKL* 与 *OPG* 的表达。人群中骨质疏松症相关甲基化标志物的探索仍然非常初步，已有部分研究在骨质疏松症患者中发现了不同水平的基因甲基化。例如，研究提示宫内环境能够影响后代的骨表型，有报道称出生时 DNA 的甲基化模式能够影响骨骼稳态可能是潜在机制，并发现脐带血中 eNOS 与 RXR 的甲基化与儿童时期骨量有关。硬骨素与 Wnt-β-catenin 信号通路基因的启动子甲基化状态能够影响人群发生骨质疏松症的风险。GWAS 研究比较了骨质疏松性骨折与骨关节炎女性患者股骨头组织的 DNA 甲基化水平，并在骨质疏松症的骨中发现两个高甲基化区域，且均与免疫调节相关（LTA 与 LY9）。

组蛋白修饰是另一种动态可调节的表观遗传学修饰。例如，SIRT1 是一种重要的组蛋白去乙酰化酶，能够通过使 *SOST* 基因的启动子区发生组蛋白去乙酰化调节骨的重构，从而抑制硬骨素的表达。硬骨素的表达下降可导致 Wnt-β-catenin 信号通路和成骨活性的升高。除 SIRT1 外，一些其他的酶也可能参与成骨细胞、破骨细胞的分化。

大量非编码 RNA 参与调节成骨细胞与破骨细胞分化过程。部分研究通过分析人类组织样本的 microRNA 丰度发现了一系列在骨质疏松症中表达水平发生改变的 microRNA。骨质疏松的骨组织 miR-21、miR-23-24、miR-100、miR-125b（靶基因为 *PDCD4*、*RUNX2*、*BMPR2*）与 miR-2861（靶基因为 *RUNX2*、*HDAC5*）水平降低；miR-214（靶基因为 *ATF4*）水平增高；miR-518、miR-187（靶基因为 *WISP1*、*CTNBP1*、*IL6*、*TNF*）。*FGF2* 基因的 miRNA 结合区域被发现存在 3 个多态性位点与股骨颈的低 BMD 相关。外周血单核细胞分析显示 miR-503 表达降低，而 miR-133a、miR-148 与 miR-422a 表达增高。近年来，研究者尝试通过检测循环中的 microRNA 水平进行骨质疏松症的临床诊断，其中 miR-21、miR-148a、miR-31、miR-194、miR-133a、miR-27、miR-30b、miR-142 等 microRNA 受到重点关注。除了

microRNA 外，近年来长链非编码 RNA（lncRNA）被发现参与成骨细胞的分化与骨肉瘤的病理生理过程，但缺乏其与骨质疏松症相关的直接证据。2018 年，研究者通过荟萃基因组数据首次发现 lncRNA MEF2C-AS1 rs6894139、LOC100506136 rs6465531 分别与股骨颈、髋部的 BMD 显著相关，提示 lncRNA 可通过影响 BMD 参与骨质疏松症的发生。

尽管近年来骨质疏松症的研究不断涌现，但这些研究结果仍然缺乏大人群研究的验证。此外，表观遗传学具有细胞特异性并且受到增龄与环境因素的调节，使得骨质疏松症的表观遗传学研究存在较大的难度。

参考文献

1. Mafi Golchin M, Heidari L, Ghaderian S M H, et al.Osteoporosis：asilent disease with complex genetic contribution.J Genet Genomics, 2016, 43 (2)：49-61.

2. Hendrickx G, Boudin E, Hul W V.A look behind the scenes：the risk and pathogenesis of primary osteoporosis. Nature reviews rheumatology, 2015, 11 (8)：462-474.

3. Karasik D, Rivadeneira F, Johnson M L.The genetics of bone mass and susceptibility to bone diseases.Nat Revie Rheumatol, 2016, 12 (6)：323-334.

4. Costantini A, Mäkitie O.Value of rare low bone mass diseases for osteoporosis genetics.Bonekey Rep, 2016, 5：773.

5. Kim B J, Ahn SH, Kim H M, et al.Replication of Caucasian Loci Associated

with Osteoporosis-related Traits in EastAsians.J Bone Metab, 2016, 23 (4)：233-242.

6. Boudin E, Fijalkowski I, Hendrickx G, et al.Genetic control of bone mass. Molecula Cellula Endocrinol, 2016, 432：3-13.

7. Kämpe A J, Mäkitie R E, Mäkitie O.New genetic forms of childhood-onset primary osteoporosis.Horm Res Paediatr, 2015, 84 (6)：361-369.

8. Van Dijk F S, Zillikens M C, Micha D, et al.PLS3 mutations in X-linked osteoporosis with fractures.N Engl J Med, 2013, 369 (16)：1529-1536.

9. Park-Min K H.Epigenetic regulation of bone cells.Connective tissue research, 2017, 58 (1)：76-89.

10. Ghayor C, Weber F E. Epigenetic regulation of bone remodeling and its impacts in osteoporosis.Int J Mol Sci, 2016, 17 (9)：E1446.

11. Tang P, Xiong Q, Ge W, et al.The role of microRNAs in osteoclasts and osteoporosis.RNA Biol, 2014, 11 (11)：1355-1363.

12. Materozzi M, Merlotti D, Gennari L, et al.The potential role of miRNAs as new biomarkers for osteoporosis.Int Endocrinol, 2018, 2018：2342860.

13. Zeng Q, Wu K, Liu K, et al.Genome-wide association study of lncRNA polymorphisms with bone mineral density.Ann Hum Genets, 2018, 82 (5)：244-253.

14. Morris J A, Kemp J P, Youlten S E, et al. An atlas of genetic influences on osteoporosis in humans and mice. Nat Genet, 2018.

（孔晓牧）

糖尿病与骨质疏松症

35. 骨质疏松症是被忽略的糖尿病慢性并发症之一

糖尿病性骨质疏松症（DOP）是指在糖尿病病理生理过程中出现的骨量减少及骨骼微结构破坏、骨骼脆性增加，被认为是糖尿病慢性并发症之一。随着糖尿病患病率的逐年升高，DOP 已成为导致糖尿病患者生存质量下降的主要原因之一，是糖尿病在骨骼系统的重要并发症，成为糖尿病患者躯体骨骼长期疼痛和功能障碍的主要原因，致残、病死率高，日益受到临床医生的重视。因此，加深对 DOP 发病机制的研究，明确糖尿病与骨质疏松的关系，对预防和治疗 DOP 有重要的意义。DOP 的发病机制复杂，除与种族、年龄、生活方式、营养状况、病程、BMI 等有关外，还包括高血糖、胰岛素相对或绝对缺乏、糖尿病微血管病变、激素水平异常等。深入了解 DOP 的发病机制，明确糖尿病与骨质疏松之间的关系，对该疾病的预防和治疗有重要意义。

36. 高血糖对骨代谢有多种负面影响

无论是 1 型糖尿病还是 2 型糖尿病，在血糖控制不良的情况下，高血糖对骨代谢有多种负面影响。高血糖可引起渗透性利尿，肾小管对钙、磷重吸收减少，使钙、磷等电解质从尿中排泄增加。高血糖主要导致成骨细胞功能的异常。长期高血糖可使晚期糖基化终末产物（AGEs）在体内大量蓄积，可能降低骨骼强度，且机体内累积的 AGEs 可能刺激成骨细胞的凋亡，从而造成骨形成缺陷。1 型糖尿病和 2 型糖尿病小鼠的体内实验已证实 AGEs 增加与骨密度和骨强度呈负相关。另外，最近一项体外研究还表明，高血糖一方面能够显著抑制成骨细胞样 MG-63 细胞的生长，抑制成骨细胞相关标记物的表达，抑制骨形成；另一方面还可以增加过氧化物酶体增殖剂激活受体 -2（PPARγ-2）表达，脂肪形成相关标记物的表达增多，从而造成骨髓由成骨细胞优势性到脂肪细胞优势性的转化，使体内分化成熟的成骨细胞数量减少，影响骨形成。

37. 胰岛素样生长因子（IGF-1）合成和释放减少可导致骨质疏松的发生

近年来，人们对 IGF-1 与 DOP 的关系进行了深入研究。IGF-1 在成骨细胞和破骨细胞上均存在受体，通过与其受体的结合，激活酪氨酸蛋白酶（TPK），促进胰岛素受体底物（IRS）-1

磷酸化，从而调节成骨细胞和破骨细胞的增殖与代谢。IGF-1 既可促进成骨细胞骨形成，也可促进破骨细胞骨吸收，从而促进骨转换，是维持成骨细胞与破骨细胞之间平衡最重要的生长因子。许多研究都证实低水平的血清 IGF-1 是骨折发生的危险因素。在老年人中血清 IGF-1 水平降低，骨折风险随之增高，尤其是脊柱和股骨的骨折。高血糖状态可抑制 IGF-1 的合成和释放，使 IGF-1 减少。研究证实糖尿病患者长期处于高血糖状态，IGF-1 合成和释放减少，骨形成减少，是导致 DOP 的重要机制之一。

38. 糖尿病微血管病变患者更易出现骨量丢失

糖尿病微血管并发症所致的骨供血量减少可能导致骨量减少，从而引起骨质疏松症。Mathiassen 等对糖尿病患者出现微血管并发症前后骨量丢失情况进行了多年随访观察，发现无微血管并发症患者没有或仅有少数患者出现骨量丢失，而有微血管并发症患者则出现明显的骨量丢失；有并发症患者骨密度逐渐下降，而无并发症患者骨密度改变不明显。另有研究根据蛋白尿情况将 1 型糖尿病患者分为正常白蛋白尿组、微量白蛋白尿组和临床白蛋白尿组，结果发现 DOP 发生率与肾脏受损程度呈正相关，即使是早期糖尿病肾病患者，骨密度已开始下降。另有临床研究发现，随着糖尿病患者下肢血管病变的加重，腰椎、髋部等各部位的骨密度也相应下降。

39. 别让骨密度报告掩盖了骨质疏松性骨折的警报

无论 1 型糖尿病或 2 型糖尿病患者，体内都存在胰岛素绝对或相对缺乏，成骨细胞表面存在胰岛素受体，胰岛素缺乏会干扰骨形成与骨吸收的代谢平衡，导致骨基质成熟和转换下降，骨基质分解、钙盐丢失，从而导致骨质疏松症。但 DOP 在 1 型糖尿病和 2 型糖尿病患者中表现不同。1 型糖尿病患者骨质疏松的发生和发展与骨密度降低有关；2 型糖尿病患者往往以早期骨密度水平增高为特点，其原因是多数 2 型糖尿病患者既存在胰岛素抵抗，又同时合并胰岛素分泌缺陷。病情早期以胰岛素抵抗为主，高胰岛素血症可促使成骨速度大于破骨速度，导致骨密度升高；但随着病情发展，胰岛素分泌缺陷加重，骨吸收速度大于骨形成速度，最终致骨密度降低。

在 1 型糖尿病患者中很早即有骨量下降，而且是骨质量和骨密度同时下降，所以骨折发生率明显增加；2 型糖尿病则有所不同，其最主要的改变是骨质量下降、脆性增加，而早期往往骨密度并不低，它的几个混杂因素（如体重增加、肥胖和血脂异常等）使骨密度正常甚至升高，从而掩盖了 2 型糖尿病对骨代谢的不利影响，延缓了 DOP 的诊断。故而 1 型糖尿病患者依靠骨密度测定很容易诊断出骨质疏松症，而 2 型糖尿病患者即使骨密度正常或升高其骨质量也可能存在问题，使其骨折风险并未降低，反而增加。因此，在临床上，不能因为看到糖尿病患者骨密度报告正常或升高而放松对骨折的警惕性。

40. 糖尿病慢性并发症的存在使患者跌倒风险及骨折风险增加

糖尿病患者在控制血糖的过程中常不可避免地会出现低血糖，尤其是 1 型糖尿病患者跌倒的风险增加；长病程糖尿病患者可伴随多种并发症，如糖尿病视网膜病变或白内障导致视力减退、神经病变、糖尿病足或截肢致使平衡能力下降、体位性低血压和关节病变引起关节活动不便、夜尿多造成患者频繁起夜等，均大大增加了患者跌倒的风险。跌倒被认为是糖尿病患者发生骨折的高危因素，尤其是老年患者发生率较高，严重影响患者的生活质量。因此，对于糖尿病患者而言，骨质量下降及跌倒风险增加使其发生骨折的风险明显增加。所以，在糖尿病的防治过程中，要积极控制血糖，减少并延缓并发症的发生，并尽量避免血糖波动，减少低血糖的发生。对于有多种慢性并发症的糖尿病患者，更应避免低血糖，并要进行防跌倒指导，改善患者的生活和工作环境，尽量避免跌倒的危险因素，以避免跌倒后骨折的发生。

41. 糖尿病性骨质疏松的诊断和治疗

糖尿病性骨质疏松（DOP）诊断指标包括骨密度降低和（或）脆性骨折，并有糖尿病病史。DOP 早期可无任何临床症状，较为隐匿，无诊断特异性，易被忽略，多数往往被原发病的表现所掩盖，而后期又容易发生骨折，严重影响患者的生存质量；不少患者在进行 X 线片检查时才发现已经并发了骨质疏松症。部分患者主诉腰背酸痛、乏力、肢体抽搐或活动困难。病情严重患者可以有明显的骨骼疼痛，轻微损伤即易发生脊柱、肋骨或长骨骨折。

DOP 的治疗主要从控制原发病和骨质疏松症两方面着手：一方面控制原发病，要严格控制血糖，已有研究证实保持患者空腹和餐后血糖水平正常可以有效减少高血糖对骨骼的影响，因此早期、及时、有效地控制血糖可以减缓骨质疏松症的发生；另一方面预防和控制糖尿病慢性并发症的发生和发展，治疗骨质疏松症的基础措施是补充充足的钙剂和维生素 D，然后在此基础上给予抗骨质疏松治疗，阿仑膦酸钠、唑来膦酸钠、特立帕肽治疗绝经后骨质疏松的临床研究中，糖尿病亚组分析提示双膦酸盐类药物对 DOP 治疗同样有效。应用方法同原发骨质疏松症的治疗。

42. 糖尿病性骨质疏松患者更应合理选择降糖药物

针对 DOP 的发病机制，合理应用降糖药物能够促进骨形成，抑制骨吸收。如胰岛素治疗能够通过位于成骨细胞上的胰岛素受体发挥积极的促骨形成作用；二甲双胍能够促进链脲霉素（STZ）诱导的糖尿病小鼠成骨细胞分化，上调 Runx2 和骨钙素蛋白水平表达，提高碱性磷酸酶活性，促进 I 型胶原蛋白合成和骨钙沉积；在一项体外实验中显示，格列美脲能够刺激成骨细胞的增殖和分化；与此相反，噻唑烷二酮类（TZD）降糖药能够抑制成骨细胞分化、促进成骨细胞凋亡，使成骨细胞数量减少；还能够降低碱性磷酸酶及骨钙素的合成，使骨基质合成减少。ADOPT 研究发现：罗格列酮治疗 4 ～ 6 年的女性糖尿病患者，与二甲双胍和格列本脲治疗的患者相比，四肢骨折明显增加。吡格列酮的临床研究也有增加老年女性骨折风险的证据。但 TZD 引起骨量丢失和骨折的细胞和分子机制还需要进一步研究。综上所述，对于 DOP 患者合理选用降糖药物，可以裨益骨质疏松症的防治。

参考文献

1. 冯正平，邓华聪 . 糖尿病性骨质疏松发病机制的研究进展 . 中国骨质疏松杂志，2012，18（3）：281-285.

2. Wongdee K，Charoenphandhu N.Update on type 2 diabetes-related osteoporosis. World J Diabetes，2015，6（5）：673-678.

3. Gonnelli S，Caffarelli C，Giordano N，et al.The prevention of fragility fractures in diabetic patients.Aging Clin Exp Res，2015，27（2）：115-124.

（张金苹）

降糖药物与骨质疏松症的关系

43. 胰岛素可降低骨折风险

国内外研究均提示，胰岛素不足是糖尿病伴发骨质疏松症的主要原因，胰岛素缺乏可干扰骨形成与骨吸收的代谢平衡，从而导致骨质疏松症。Li 等研究表明，胰岛素可促进碱性磷酸酶、骨钙素和 Runt 相关转录因子 2（Runx2）的 mRNA 的表达，从而促进间充质干细胞（BMSC）向成骨细胞分化，同时胰岛素可逆转高糖对 BMSC 分化的抑制作用。Montagnani 等认为胰岛素还可以降低破骨细胞的活性，有益于糖尿病患者的骨代谢。对于 1 型糖尿病患者，应强化胰岛素治疗，改善骨骼健康状况，但需注意胰岛素带来的低血糖等不利影响。研究显示，无论 1 型糖尿病患者还是 2 型糖尿病患者与对照组相比骨折风险都是增加的，而应用降糖药（包括胰岛素）后总的骨折风险是下降的，其中胰岛素可显著降低椎体骨折的风险（OR：$0.21 \sim 0.53$）。机制研究发现胰岛素通过促进骨形成增加骨密度，来降低骨折风险。但是，在许多横断面的临床研究中会看到胰岛素治疗的患者有骨折风险的增加，可能与接受胰岛素治疗的患者往往伴随下列情况有关：更长的糖尿病病程、更多的糖尿病慢性并发症（尤其糖尿病微血管并发症）、更复杂的降糖方案（低血糖风险相对更大）、更多的伴随疾病等，所以这更可能是一种伴随关系，而非因果关系。

44. 磺脲类药物对骨代谢的影响暂无定论

磺脲类药物为胰岛素促泌剂，主要通过三磷酸腺苷敏感 K^+ 通道发挥作用，促进胰岛素分泌而降低血糖，其对骨代谢的影响机制目前研究尚少。中国学者通过研究磺脲类药物对成骨细胞自噬和凋亡的分子机制得知磺脲类降糖药可能会通过 mTOR（哺乳动物雷帕霉素靶蛋白）非依赖途径诱导细胞自噬，降低成骨细胞分化功能，从而导致骨质疏松。Ma 等研究表明，作为第 3 代磺脲类，格列美脲不仅可刺激小鼠胰腺分泌胰岛素，也可激活小鼠骨骼细胞的 PI3K/Akt 通路，促进成骨细胞的增生与分化。Kanazawa 等研究显示，口服磺脲类药物的绝经后糖尿病女性患者椎体骨折的发生率明显下降，在校正各种影响因素后，患者的椎体骨折发生率仍是下降的。在口服同样磺脲类药物的糖尿病男性患者中却没有得出一致的结论。Riche 等研究显示，磺脲类药物可致骨钙盐的丢失，其主要是通过增加环磷酸腺苷（cAMP）来干扰磷酸酯酶催化剂的降解，竞争性抑制酶的活性，继而增加了骨钙盐的丢失，导致骨质疏松。Meier 等研究也显示，随着服用磺脲类药物剂量的增加，糖尿病患者发生骨折的风险呈剂量依赖性增加（OR：1.16 ～ 1.26）。目前这些研究表明，磺脲类药物对骨代谢的影响暂无定论，尚需更多的研究证实。

45. 二甲双胍可增加骨密度

二甲双胍是 2 型糖尿病患者的一线降糖药物，其通过减少肝脏的葡萄糖产生和输出，改善肝脏和肌肉等外周组织对胰岛素的敏感性，增加葡萄糖摄取及利用而降低血糖。近年来有研究发现二甲双胍对骨代谢有一定影响，目前这些研究显示，二甲双胍具有和胰岛素相同的刺激骨形成的作用。细胞实验研究表明，二甲双胍呈剂量依赖性地促进磷酸化腺苷蛋白激酶（AMPK）磷酸化，诱导细胞一氧化氮合酶（eNOS）和骨形态发生蛋白（BMP）-2 的表达，从而促进成骨细胞的分化和骨矿化。Molinuevo 等研究显示，二甲双胍可促进 SD 大鼠胫骨间充质干细胞（BMSC）向成骨细胞的分化。另有体外实验研究表明，二甲双胍可逆转由高血糖和晚期糖基化终末产物引起的骨损害，并通过促进多潜能骨髓基质干细胞向成骨细胞的分化过程，影响糖尿病患者的骨代谢。流行病学调查发现口服二甲双胍的患者较正常对照组相比，其骨折发生率有所降低。Vestergaard 等研究显示，无论 1 型糖尿病患者还是 2 型糖尿病患者与对照组相比其骨折的发生率都明显增加，而使用二甲双胍可明显降低患者前臂骨折风险的发生。

46. 噻唑烷二酮类（TZDs）可增加骨折风险

TZDs 因能改善胰岛素抵抗而广泛应用于 2 型糖尿病患者，其主要是通过激活过氧化物酶体增生物激活受体 γ（PPAR-γ）改善胰岛素抵抗，增加肌肉组织和脂肪组织的胰岛素敏感性，从而降低血糖。大量研究表明，TZDs 在增加胰岛素敏感性的同时，可导致骨密度降低，增加骨质疏松和骨折发生风险，由其引起的骨质疏松常表现为全身骨骼受累，多见于女性患者，骨折部位常见于上肢，累及肱骨和前臂，下肢骨折多在足部。在绝经后 2 型糖尿病女性患者的研究中显示，使用 3 个月的罗格列酮后其腰椎及髋部的骨密度明显降低。Berberoglu 等研究表明，罗格列酮治疗绝经后糖尿病女性患者一年后，患者腰椎及股骨大转子的骨量明显减少。Loke 等研究显示，罗格列酮和吡格列酮能增加绝经后糖尿病女性患者的骨折风险（OR=1.45，95%CI：1.18 ～ 1.79），在男性患者中未得出相应的结论。目前认为可能的机制是 PPAR-γ 表达于骨髓基质干细胞、成骨细胞和破骨细胞。TZDs 通过激活 PPAR-γ 发挥以下作用：激活间充质干细胞，减弱其向成骨细胞的分化，增强向脂肪细胞的分化，导致骨形成减少；诱导成骨细胞凋亡、抑制其体外骨形成；促进破骨细胞分化，增加骨重吸收；可能还与其影响芳香酶系统，减少雌激素合成，增加骨吸收有关。所以，对于绝经后女性（尤其是存在骨折高风险的），需尽量避免应用 TZDs 类降糖药，如果认为患者应用 TZDs 的降糖获益已超过了其可能增加骨折风险的弊端,可以考虑同时应用抗骨质疏松药物。

47. 国内尚未发现葡萄糖苷酶抑制剂对骨代谢有影响

α- 糖苷酶抑制剂通过在小肠黏膜刷状缘竞争性抑制葡萄糖淀粉酶、蔗糖酶、麦芽糖酶等,减慢淀粉和蔗糖的消化水解,延缓葡萄糖和果糖的吸收,从而降低餐后血糖。α- 糖苷酶抑制剂在国外应用较少,国内尚未发现其对骨代谢影响的相关报道。

48. 胰升糖素样肽 –1(GLP–1)受体激动剂和二肽基肽酶Ⅳ(DPP–4)抑制剂具有保护骨代谢的潜能

GLP-1 受体激动剂作为新型 2 型糖尿病治疗药物,其对骨代谢的影响和潜在机制受到广泛关注。在骨转换过程中,骨形成和骨吸收的循环往复维持着人体正常的骨质量,GLP-1 对骨形成和骨吸收都有作用。GLP-1 能够增加成骨细胞的数量,还可促进骨形成相关基因的表达,Runx2 是成骨细胞分化和骨形成的重要转录因子,碱性磷酸酶(ALP)和骨钙素(OC)是评价骨形成的重要标志物,GLP-1 恰恰能够促进 Runx2、ALP 和 OC 的 mRNA 水平表达,从而促进骨形成。GLP-1 还能够影响破骨细胞的数量和功能,从而减少骨吸收;通过促进甲状腺 C 细胞分泌降钙素,从而间接抑制骨吸收，但动物实验与人体临床研究尚有一定差异，对此需要通过进一步的研究证实。目前针对 GLP-1 对骨折风险的影响仍不完全明确。一项英国临床研究及另一项 Meta 分析均显示，GLP-1 受体激动剂与降低骨折风险方面并无关联，并不能降低骨折风险。另一项 Meta 分析提示，利拉鲁肽可能降低骨折风险，艾塞那肽则可能增加骨折风险。因此，GLP-1 对骨代谢可能有正面作用，能够增加骨密度和改善骨质量，但 GLP-1 和骨折风险之间的关系仍存在争议。

成骨细胞表达 GIP 受体，且 GIP 可以增加细胞 I 型胶原蛋白表达，并能抑制成骨细胞凋亡；破骨细胞也表达 GIP 受体，GIP 可抑制骨吸收。一项在绝经后女性中进行的临床研究显示，GLP-2 可以显著增加髋部 BMD。DPP-4 是降解体内多种激素，如 GLP-1、GLP-2、葡萄糖依赖性促胰岛素多肽（GIP）等的酶，因此，DPP-4 抑制剂可能升高多种对骨代谢有益的激素水平，故推测其能降低糖尿病患者骨折风险。一项纳入了 28 项临床研究的 Meta 分析显示，DPP-4 抑制剂可以增加 2 型糖尿病患者骨密度，降低骨折风险。另一项针对沙格列汀安全性的 Meta 分析则发现，沙格列汀和骨折风险增加有关，在 SAVOR 研究中又未发现沙格列汀和骨折风险增加有关。因此，目前有关 DPP-4 抑制剂对骨代谢影响的结论并不一致，但目前总的临床研究倾向于 DPP-4 抑制剂对骨代谢至少无不利影响，并且未来的深入研究极有可能促成这类药物在骨质疏松症治疗中的应用。

49. 钠－葡萄糖协同转运蛋白 2（SGLT$_2$）抑制剂或可致骨密度降低及骨折风险增加

SGLT$_2$ 抑制剂是一种新型降糖药物，其降糖效果已得到肯定，但其对糖尿病患者骨骼的影响尚不清楚。Taylor 等曾提出 SGLT$_2$ 抑制剂对骨代谢影响的潜在机制可能为通过阻断近端小管上皮细胞中的 SGLT$_2$，减少钠转运，增加肾小管上皮细胞内外钠的电化学梯度，从而驱动磷酸盐和钠的共转运增强；增加的血清磷酸盐可能刺激甲状旁腺分泌甲状旁腺激素，从而增强骨吸收。

在有关坎格列净的临床试验中，坎格列净可导致反映骨吸收的标志物 I 型胶原羧基端肽 β 降解产物（β-CTX）水平升高，在 104 周治疗后全髋 BMD 与安慰剂组相比有少量的下降（1.2%），差异有统计学意义；不过在其他部位骨骼（包括股骨颈）的骨密度无统计学差异。分析产生上述结果的原因可能与体重减低有关，从而导致骨吸收标志物的水平升高和骨密度下降。在另一项研究中也显示，坎格列净可能会导致有心血管疾病史或心血管高危因素的 2 型糖尿病患者骨折风险增加 23%。骨折的发生主要在用药的前 12 周出现且主要发生在四肢的远端，其导致骨折风险增加的原因目前并不是很清楚，但与坎格列净对骨代谢标志物的影响似乎无关，其机制还有待进一步研究证实。但在坎格列净的研究中得到的结果，在其他 SGLT$_2$ 抑制剂的研究中并未见到。一项达格列净的为期 50 周的研究显示，达格列净并未影响骨形成及骨吸收标志物水平，亦未影响骨密度，且无论是在男性还是绝经后女性患者中均无新发骨折的报告。在同类药物恩格列净的治疗研究 EMPA-REG 中也未发现该药治疗组骨折风险的增加。因此，$SGLT_2$ 抑制剂对于骨质疏松的影响还有待今后大样本及更长时间的研究结果证实。

参考文献

1. Palermo A，D'Onofrio L，Eastell R，et al.Oral anti-diabetic drugs and fracture risk，cut to the bone：safe or dangerous? A narrative review.Osteoporos Int，2015，26（8）：2073-2089.

2. Yang J，Huang C，Wu S，et al.The effects of dipeptidyl peptidase-4 inhibitors on bone fracture among patients with type 2 diabetes mellitus：A network meta-analysis of randomized controlled trials.PLoS One，2017，12（12）：e0187537.

3. Yang Y，Zhao C，Liang J，et al. Effect of Dipeptidyl Peptidase-4Inhibitors on Bone Metabolism andthe Possible Underlying Mechanisms.Front Pharmacol，2017，8：487.

4. 赵辰荷，梁璟，杨银秋，等 . 胰高血糖素样肽 -1 对骨代谢的影响和潜在机制 . 复旦学报，2017，44（3）：369-373.

5. Monami M，Dicembrini I，Antenore A，et al. Dipeptidyl peptidase-4 inhibitors and bone fractures a meta-analysis of randomized clinical trials. Diabetes Care，2011，34（11）：2474-2476.

6. Taylor S I，Blau J E，Rother K I. Possible adverse effects of SGLT2inhibitors on

bone.Lancet Diabetes Endocrinol, 2015, 3 (1): 8-10.

7. Ljunggren Ö, Bolinder J, Johansson L, et al.Dapagliflozin has no effect on markers of bone formation and resorption or bonemineral density in patients with inadequately controlled type 2 diabetes mellitus on metformin.Diabetes Obes Metab, 2012, 14 (11): 990-999.

8. Bilezikian J P, Watts N B, Usiskin K, et al. Evaluation of Bone Mineral Density and Bone Biomarkers in Patients wWith Type 2 Diabetes Treated With Canagliflozin. J Clin Endocrinol Metab, 2016, 101 (1): 44-51.

（张金苹）

糖皮质激素性骨质疏松症

50. 糖皮质激素性骨质疏松症（glucocorticoid induced osteoporosis，GIOP）是药源性糖皮质激素的十大不良反应之一

（1）长期大剂量应用糖皮质激素（GC）对骨组织具有直接不良反应

研究发现，大剂量应用 GC 对骨组织的影响是双重的：一方面，GC 抑制骨形成。在成骨细胞内，小剂量生理浓度的 GC 可促进成骨分化，这对于骨组织的正常代谢是非常重要。但是，长期大剂量地使用 GC 反而抑制成骨细胞的增殖和分化，通过多种途径的作用致使骨髓基质细胞分化为成骨细胞的这一过程受到抑制，同时 GC 也会直接或间接的引起成骨细胞的凋亡，从而破坏正常骨组织中骨形成与吸收动态平衡，抑制骨的形成；另一方面，GC 可促进破骨细胞的增殖分化，还可通过间接作用影

响破骨细胞的活性和功能来促进骨吸收。骨保护素 / 核因子 κB 受体活化因子配体 / 核因子 κB 受体活化因子（OPG/RANKL/RANK）途径在调节骨重建中也发挥重要作用，RANKL 是由多细胞，尤其是成骨细胞和激活 T 细胞表达的蛋白质，能直接启动破骨细胞前体细胞或破骨细胞内信号的转导过程，最终导致破骨细胞分化，增加其活性。RANK 是 RANKL 的唯一受体，在破骨细胞前体细胞和成骨细胞、基质细胞进行细胞与细胞依赖式接触时识别并结合 RANKL。OPG 是一种分泌性诱导受体，无直接传递信号的能力，能结合相关凋亡诱导配体，通过与这些配体的竞争性结合来阻断 RANKL 与 RANK 结合，进而发挥抑制破骨细胞分化成熟、诱导破骨细胞凋亡的作用。GC 与其受体结合，在转录水平上可以促进成骨细胞上 RANKL 表达，抑制 OPG 表达，从而引起早期骨吸收增加。有研究结果显示，hRANKL 敲除小鼠，通过抑制其 RANKL 系统能防止糖皮质激素性骨量减少和强度下降。

此外，GC 能够影响相关细胞因子和激素水平而调节骨代谢，如骨细胞合成的 IGF-1、IGF-2、IL-1、IL-6、TNF-α、TGF-β 等，以及甲状旁腺激素、降钙素、甲状腺激素、胰岛素、生长因子和胰岛素样生长因子 -1 等均在骨吸收中起重要作用。GC 通过对这些激素和细胞因子的作用而间接影响骨代谢。GC 还可通过抑制促性腺激素分泌，抑制骨局部血流量而致骨吸收增加，骨量丢失，骨折风险增加。

（2）GC 可导致骨密度和骨质量下降

应用 GC 早期会有短暂的骨吸收增加，后期转为破骨细胞、成骨细胞产生减少，凋亡增加，骨形成受到抑制，破坏骨重构的调节。GC 导致的骨量丢失分为两个阶段：①快速期，在使用 GC 的最初 3 个月内骨密度就开始迅速下降，第 6 个月时达到顶峰，1 年后骨量可丢失 12% ～ 20%；②慢速期，在这一阶段骨量丢失呈现平稳而缓慢的趋势，每年约丢失 3%。所以 GC 会导致骨强度和骨质量均下降，即使较高的骨密度仍易发生脆性骨折。因此，应时刻干预 GIOP。

51. GC 的应用没有安全剂量

GIOP 是在使用 GC 治疗疾病过程中引起的骨量丢失，以骨量减少、骨微结构破坏、骨强度下降为特征的一种疾病，它会导致骨脆性增强，使患者易于发生骨折。由于 GC 被广泛用于慢性非感染性炎性疾病（包括结缔组织病）、过敏性疾病及器官移植，每年有超过 1% 的成人应用 GC 治疗，一项绝经后女性的队列研究显示，有 2.7% ～ 4.6% 的女性在使用 GC，80 岁以上人群这一比例上升到 5.2%。在国外，一项大样本调查显示平均 0.75% 的人长期口服 GC，通过 20 年的调查发现其人数增加了 34%，其中在风湿类疾病方面从 10.3% 增至 13.3%，而呼吸系统疾病方面 GC 使用率无明显增加。

因此，GIOP 是应用 GC 后出现的常见不良反应之一，即使是生理剂量的糖皮质激素可引起骨量丢失，GC 诱导 GIOP 并无最小安全剂量，绝经后妇女及 50 岁以上的男性为高危人群。GC 对骨骼的作用成剂量和时间依赖性，GC 剂量越大，骨量流失越多，有充分的证据显示 5mg/d 或更大剂量的泼尼松或相当剂量的泼尼松应用 3 个月或更长时间会增加骨折的风险。长期使用略高于 2.5mg/d 的泼尼松也与骨折危险性增高相关。应用 GC 导致的椎体或非椎体骨折的患者中，高达 30% ～ 50% 的人使用 GC 超过 3 个月。在相同骨密度的情况下，GIOP 较绝经后骨质疏松症患者的骨折危险性更高。文献报道这种骨折风险与每日应用剂量较累积剂量相比具有更强的相关性。一项荟萃分析研究结果还显示，既往或正在应用口服 GC 会增加任何类型骨折的风险，但相对风险度无明显差异。已公认中等到大剂量的 GC 与骨量丢失及骨折危险性增高显著相关，骨量丢失在 GC 治疗 6 ～ 12 个月时最为明显，小梁骨受累较皮质骨更为显著，第一年可达 5% ～ 15%，一年之后以 2% ～ 3% 的速度持续丢失。GC 没有安全剂量，低至 2.5mg/d 的泼尼松也会使髋骨和脊柱骨折的风险增加，且没有性别差异。泼尼松剂量增加到大于 7.5mg/d 时，这种风险增加超过 5 倍，而 10mg/d 的剂量连续使用 3 个月，髋骨骨折的风险增加 7 倍，椎骨骨折风险明显增加 17 倍。这种升高在长期大量应用 GC，尤其是绝经后妇女、老年男性人群中更加显著。及时停用 GC，在不合并其他致骨量丢失的原因时，一般骨密度不再继续下降，并可以在停药后数月至数年内恢复至基线水平。

52. 骨质疏松症的诊断 +GC 应用史是诊断 GIOP 的要点

GIOP 的诊断指标包括长期使用 GC 的病史，伴骨密度低下和（或）脆性骨折。脆性骨折是指骨强度下降的最终后果，有过由糖皮质激素引起的脆性骨折即可诊断为 GIOP 性骨质疏松。骨密度的测定方法应该是双能 X 线吸收法，这是目前国际公认的金标准。单光子、单能 X 线、定量计算机断层照相、定量超声检查等对诊断仅有参考价值。对于儿童、绝经前女性和 50 岁以下男性，分析结果时应更注重 Z 值（Z 值即为与同年龄、同性别正常人比较相差的标准差倍数，Z 值 ≤ −2.0 则被认为是"骨量低于该年龄预期范围"状态或低骨量）。对长期应用 GC 治疗的患者应每 6 ～ 12 个月监测骨密度。

53. 合理把握干预时机和干预人群可以避免"亡羊补牢"

在普通人群中，≥ 40 岁的成年人（无妊娠可能的女性及男性）伴有中到高危骨折风险（5 年内脊柱骨折发生率 < 5% 视为骨折风险低危，5% ～ 10% 为中危，≥ 10% 为高危），应给予口服双膦酸盐治疗；< 40 岁的成年人（无妊娠可能的女性及男性）伴有脆性骨折史，或持续 GC 治疗者（以泼尼松 ≥ 7.5mg/d 的剂量持续 ≥ 6 个月），若髋骨或脊椎 BMD 的 Z 值 < −3，或双能 X 线（DXA）评估髋或脊椎的骨质丢失 ≥ 10% / 年，应口服双膦酸

盐治疗；有生育潜能但无妊娠计划的女性，存在中高危骨折风险时应口服双膦酸盐；接受大剂量 GC（相当于泼尼松 ≥ 30mg/d 或累积每年 > 5g）治疗的 ≥ 30 岁成年人应开始口服双膦酸盐。但各国指南对于干预的阈值又由于导致骨折和致死的风险不同而有所不同，这还需要以后不断补充新的临床证据，不断更新。

54. GIOP 的治疗原则

GC 在临床应用应严格掌握适应证和禁忌证。随着患者病情好转，GC 应及时减量或停用。对于病情需要者，一般措施是尽可能减少 GC 用量或改变给药途径，如内服改为外用、换用其他免疫抑制剂。患者在服用 GC 期间要保证营养和足够的膳食钙摄入，适当增加户外活动，戒烟限酒。

基础用药是钙剂和维生素 D。单独使用钙剂对于 GIOP 患者并不能预防骨量丢失，故应将钙剂与维生素 D 制剂联合使用。研究证实，钙剂加维生素 D 制剂对于长期应用相当于泼尼松 15mg/d 以下剂量 GC 的患者可以保持骨量。每日需摄入充足的钙，50 ~ 70 岁男性元素钙摄入量应为 1000mg/d；超过 50 岁女性及超过 70 岁的男性为 1200mg/d；美国国家骨质疏松基金会（NOF）推荐的维生素 D 摄入量为 800 ~ 1000IU/d，同时建议在高危骨折患者中监测血清 25-（OH）D 水平。NOF 建议应维持血清 25-（OH）D 水平在 75nmol/L（30ng/ml）以上，治疗过程中需监测血钙、尿钙水平，以调整剂量。

抗骨质疏松药物包括：骨吸收抑制剂、骨形成促进剂及解偶联剂。已有充足的临床证据显示骨吸收抑制剂，双膦酸盐在治疗 GIOP 方面的有效性。一项临床研究显示，每日摄入 7.5mg 的泼尼松或相当于 7.5mg 泼尼松的 GC，给予 5mg/d 或 10mg/d 的阿仑膦酸钠和阿法骨化醇治疗，与安慰剂相比，可使骨量明显增加；最初的数据显示这种治疗并没有减少椎体骨折的风险，但 2 年的延伸研究显示，与安慰剂组比较，阿仑膦酸钠组明显降低了骨折的风险。骨形成促进剂能增加成骨细胞和骨细胞的功能并减少其凋亡，促进成骨前体细胞分化为成骨细胞，主要为甲状旁腺激素（如特立帕肽）。特立帕肽因其可以刺激骨形成而可能要优于双膦酸盐，对于长期应用 GC 的绝经后妇女能显著增加脊柱和髋部骨密度，尚缺乏对骨折危险性效果的数据。有研究显示，特立帕肽与利塞膦酸盐相比，可以显著增加骨小梁的骨密度（16.3% *vs.* 3.8%）。因此，对于 GIOP 来说，特立帕肽无疑是最有效的药物，但由于它的价格昂贵，需要注射，以及潜在的依从性等问题，限制了其在 GIOP 患者中的普遍应用。

另外，迪诺赛麦是较有前景的药物，它是一种单克隆抗体，可抑制 RANK 配体（RANKL），已证明可以改善女性绝经后骨质疏松症的骨密度，美国风湿病学会（ACR）2017 版 GIOP 预防和治疗指南在 GIOP 治疗推荐中，将地诺单抗排在口服双膦酸盐、静脉双膦酸盐、特立帕肽之后的次选药物，可惜中国目前未上市。

参考文献

1. Díez-Pérez A，Hooven F H，Adachi J D，et al.Regional differences in treatment for osteoporosis.The Global Longitudinal Study of Osteoporosis in Women（GLOW）. Bone，2011，9（3）：493-498.

2. Venuturupalli S R，Sacks W. Review of new guidelines for the management of glucocorticoid induced osteoporosis.Curr Osteoporos Rep，2013，11（4）：357-364.

3. Kenanidis E，Potoupnis M E，Kakoulidis P，et al.Management of glucocorticoid-induced osteoporosis：clinical data in relation to disease demographics，bone mineral density and fracture risk.Expert Opin Drug Saf，2015，14（7）：1035-1053.

4. Buckley L，Guyatt G，Fink H A，et al.2017 American College of Rheumatology Guideline for the Prevention and Treatment of Glucocorticoid-Induced Osteoporosis. Arthritis Rheumatol，2017，69（8）：1095-1110.

（张金苹）

甲状腺疾病与骨质疏松症

55. 甲状腺激素对骨代谢有明确的调控作用

在骨组织中，有甲状腺激素受体（TRs）、促甲状腺激素（TSH）受体，甲状腺激素转运蛋白（THT）和脱碘酶的表达。三碘甲状腺原氨酸（T_3）以直接和间接的方式作用于骨重建循环中的各个时期，既刺激成骨细胞的分化、增生和凋亡，增加骨钙素、Ⅰ型胶原、碱性磷酸酶、金属基质蛋白酶、IGF-1 及其受体的表达，在随后的骨吸收期又刺激促进破骨细胞分化的因子（如 IL-6、PGE_2 等）表达。T_3 与甲状旁腺激素（PTH）和维生素 D 有协同作用。T_3 可以强力地调节骨的生长和成熟，对骨的作用因处在不同的生长阶段而异。在生长发育阶段促合成作用占主导，在骨成熟阶段促分解作用占主导。因此，在儿童期，甲状腺激素分泌不足即甲状腺功能减退症（甲减）危害更大，其可导致普遍的骨代谢减低，血骨钙素和碱性磷酸酶水平下降；儿童期未治疗的甲状腺功能减退症（甲减）会导致生长迟缓甚至生长停滞，软骨内成骨异常，骨龄延迟和持续身材矮小。成年后甲状腺激素过多即甲状腺功能亢进症（甲亢）也会对骨代谢造成严重的影响。成人甲亢时因骨吸收增加使钙向循环中释放增加，导致骨钙的负平衡；约 8% 的甲亢患者可发生高血钙，高血钙抑制 PTH 分泌，导致尿钙排泄增多，进一步加重钙负平衡。低 PTH 使 25-（OH）D 转至 1, 25-（OH）$_2$D 减少，同时因甲亢可导致 1, 25-（OH）$_2$D 代谢增加，最终 1, 25-（OH）$_2$D 浓度下降使肠钙（磷）吸收下降，导致粪便钙流失，钙吸收不良还可能会引起脂肪泻和加快肠蠕动；上述机制共同作用决定了甲亢时机体处于钙的负平衡。因此对于甲亢患者，保证足够的钙摄入（多数需要额外补充钙剂）是很有必要的。

56. 甲亢可降低骨密度，并增加骨折风险

明显甲亢时骨重建循环（bone remodeling）加速，甲亢时破骨细胞的骨吸收活跃，其比例大于成骨细胞的再矿化，正常的约 200 天的骨重建周期被减半，每个周期约丢失 9.6% 的矿化骨。早在 1891 年，Von Recklinghausen 第一次报告了"甲亢性骨病"，当时描述的是，一位死于甲亢的年轻女性的长骨上有"虫蚀样"的骨改变。自从 1940 年抗甲状腺药物的应用和同位素治疗的开展，临床上明显的甲亢性骨病已经不再常见，但有甲亢病史是患

者一生中患髋部骨折的一项危险因素，同时既往甲亢病史也是今后死亡风险增加的一个原因。在对 686 例 65 岁以上美国女性平均随访 3.7 年的 SOF 研究（the Study of Osteoporotic Fractures）中，低 TSH 水平者新发椎体骨折和髋部骨折风险增加；特别是 TSH 水平＜ 0.1mU/L 者与 TSH 水平正常（0.5 ~ 5.5mU/L）者相比其髋部骨折风险增加了 3 倍，椎体骨折风险增加了 4 倍；即使在调整 TSH 水平后，与无甲亢病史者相比，有甲亢病史者髋部骨折风险还是增加了 2 倍，这就间接的意味着甲亢治疗后骨密度不能回到正常范围。研究发现，甲亢患者的骨丢失即使在病情得到控制后也不一定能完全逆转。因此，在评估骨质疏松症的临床危险因素时要考虑患者曾经的甲亢病史。

57. 甲亢对骨密度的影响与年龄有关

关于甲亢治疗后骨密度改变的研究结果并不一致。结果的差异可能源于骨密度测定技术的差异、测定的部位、患者的特殊因素（如年龄、性别、治疗前甲亢的患病时间、随访周期的长短、是否注意补钙）等。利用双能 X 线测定骨密度的研究发现甲亢患者腰椎骨密度下降 12% ~ 13%，治疗 1 年后骨密度可以恢复 3.7% ~ 6.6%；其他一些研究也显示骨密度不能完全恢复。对 5778 例无甲亢病史的女性患者和 252 例自我汇报有甲亢病史的女性患者的横断面研究结果发现，女性甲亢患者发生骨质疏松症的风险是女性没有甲亢患者的 1.5 倍（95%*CI*：1.1 ~ 2.0）。在一项纳入了 57 例女性 Graves 甲亢患者（绝经前 30 例，绝经后 27 例；在进入研究时经治疗甲状腺功能正常已至少 6 个月）和匹配的 52 例对照者的横断面研究中，两组在研究时经治疗甲状腺功能正常已至少 6 个月，四组人群的血钙、磷、25-（OH）D 和 PTH 水平均无差别；绝经前 Graves 甲亢组和同年龄段对照组相比腰椎、股骨颈和全身骨密度无差异，绝经后 Graves 甲亢组与同年龄段对照组相比，尽管腰椎、股骨颈骨密度无差异，但全身骨密度已低于对照组，该研究结果提示伴有甲亢的绝经后妇女是骨质疏松症的高危人群。

58. 绝经后亚临床甲亢患者建议给予抗甲亢治疗

多项研究表明，绝经后亚临床甲亢患者与绝经后甲亢患者一样存在着骨代谢问题。结节性甲状腺肿伴亚甲亢的女性前臂骨密度降低，与血 FT4 水平呈负相关。有报道，绝经后女性（而非绝经前）伴结节性甲状腺肿和亚甲亢者大转子和股骨、颈骨密度下降，但腰椎不低。Tauchmanovà 等报道 30 例绝经前平均（40.9±7.3）岁和 30 例绝经后平均（57.7±6.75）岁亚临床甲亢患者的髋部骨密度均较对照组显著降低（以绝经后组更为明显），并且仅仅在绝经后组看到了腰椎骨密度的下降。一项随访 2 年的研究显示，接受核医学 [131]I 治疗的绝经后亚临床甲亢患者与未接受治疗患者相比较，前者腰椎和髋部的骨量未见丢失，而后者腰椎和髋部的骨量均出现丢失（分别下降了 4.5% 和 2.0%）。另有研究发现，结节性甲状腺肿伴亚临床甲亢的绝经后妇女股骨颈骨和大转子骨密度下降，但腰椎骨密度不低。在口服抗甲状腺药治疗的 Graves 甲亢患者中，亚甲亢者较甲状腺功能正常者血骨源性碱性磷酸酶和尿吡啶啉排出增加，以甲巯咪唑治疗患者前臂远端骨密度较未治疗患者高。2015 年发表在 *JAMA* 杂志上的一项 Meta 分析研究显示亚临床甲状腺疾病与骨折风险的问题，该研究提取了来自 13 个前瞻性队列研究，总例数为 70 298 例，其中亚临床甲亢患者 2219 例（占 3.2%），定义为 TSH < 0.45mIU/L 而甲状腺激素水平正常，并排除了使用甲状腺激素者，随访时间约为 762 401 人年，总事件：髋部骨折 2975 例（4.6%，12 个研究），任何骨折 2528 例（9.0%，8 个研究），非椎体骨折 2018 例（8.4%，8 个研究），椎体骨折 296 例（1.3%，6 个研究）。结论是内源性亚临床甲亢使骨折风险增加，其中髋部骨折风险增加 50%（*HR*=1.52，95%*CI*：1.19 ～ 1.93）；任何骨折风险增加 42%（*HR*=1.42，95%*CI*：1.16 ～ 1.74）；椎体骨折风险增加 74%（*HR*=1.74，95%*CI*：1.01 ～ 2.99）。因绝经后女性的亚临床甲亢加重骨质疏松和促进骨折发生的结论较为一致，建议此类人群为防止骨质疏松及骨折应该接受抗甲亢治疗。

59. 成年甲减可能使骨密度增加，但骨折风险并不低

甲减可导致骨转换速度延缓，平均骨形成减慢 50%，骨吸收

减慢 40%，骨重建周期延长为 700 天，矿化骨延长 17%，因此可能甚至会看到骨密度的轻度增加，但这并未降低骨折的风险（可能是因为骨质量下降和跌倒风险增加）。Tuchendler 等发现新诊断甲减的绝经前女性平均年龄（33.37±10.83）岁，甲减对其骨密度无影响。Vestergard 等注意到在原发性甲减诊断后 2 年内骨折风险暂时增加；骨折风险的增加主要见于 50 岁以上患者，并且部位仅限于前臂。在另一项研究中，甲减诊断 10 年内骨折风险均增加。Polovina 等发现绝经后的亚临床甲减患者，特别有自身免疫原因的，其 FRAX 评分较高，较甲状腺功能正常的绝经后女性有更高的低暴力性骨折的风险。

60. 在甲状腺疾病治疗过程中应尽量减少对骨代谢的不利影响

对于甲状腺癌复发高风险的患者，术后将 TSH 水平抑制在 0.1mU/L 以下（即处于亚临床甲亢状态），可以改善预后，但亚临床甲亢对于患者心脏和骨骼的不良影响也是十分明确。因此，分化型甲状腺癌患者行甲状腺激素抑制治疗时，应反复评估，在肿瘤复发和亚临床甲亢对机体的危害之间取得平衡，个体化地制订 TSH 控制目标值，以决定甲状腺激素的剂量。对于低危患者，将 TSH 维持在 0.1 ～ 0.5mU/L，即可改善预后。少量的纵向研究和两项 Meta 分析发现，外源甲状腺激素导致的亚临床甲亢和内源性亚临床甲亢的骨密度下降相同，合理调整 T_4 的剂量可降低这种风险。在 1180 例接受 T_4 治疗的甲状腺癌术后患者中，TSH 控制 < 0.05mU/L 的比例达到 59%。治疗 5 年后，TSH 抑制治疗者的总体骨折率为 2.5%，TSH 正常者为 0.9%，但差异未达到统计学显著性。

对于仅以甲状腺激素替代为目的的治疗，如果 TSH 水平正常，外源甲状腺激素治疗不是女性骨折的危险因素，因此口服 T_4 治疗单纯甲减时应避免出现亚临床甲亢。T_4 治疗会伴随一过性骨吸收表面的增加和皮质骨多孔性增加，平均骨皮质宽度最终下降到类似于正常甲状腺功能者，但在骨吸收增加的阶段（T_4 治疗后持续 2 年），骨折风险可能增加。用髂骨活检比较 10 例未治疗的甲减和 15 例接受甲状腺素治疗 6 个月的患者，治疗组骨密度较低，但未治疗甲减患者的平均骨皮质宽度已大于正常甲状腺功能者。一项横断面研究观察了 50 例自身免疫性甲减或 ^{131}I 治疗后甲减的女性患者的骨密度，未发现股骨颈和髋部骨密度的下降。对 44 例原发性甲减儿童随访了 8.5 年，骨密度与年龄相匹配的正常受试者无差别。

对于 TSH 水平处于 4 ～ 10mIU/L 的亚临床甲减，其治疗获益本来就不确定，从骨代谢的角度上考虑就更不主张给予 L-T_4 治疗，但建议定期监测 TSH 的变化。

绝经后女性分化性甲状腺癌的患者在 TSH 抑制治疗期间应接受骨质疏松的初级预防，包括元素钙 1000mg/d、维生素 D 400 ～ 800IU/d 等，充足的膳食钙摄入对减轻甲状腺激素对骨的不良反应是很有必要的；达到骨质疏松症诊断标准的患者，应启动正规抗骨质疏松治疗，个体化选择双膦酸盐类、雌激素类、甲状旁腺激素、选择性雌激素受体调节剂类等药物。充足的膳食钙摄入对减轻甲状腺激素对骨的不良反应很有必要。一项为期 2 年的研究发现，46 例绝经后分化性甲状腺癌女性接受抑制剂量的 T_4 治疗，其骨密度较安慰剂组低 5%～8%，但坚持每日补充 1000mg 元素钙的患者骨丢失不明显。在甲亢治疗时，除治疗原发病外，应建议患者摄入足够量的钙和维生素 D。另有研究显示，阿仑膦酸钠联合甲巯咪唑较单纯甲巯咪唑治疗甲亢，在甲亢缓解后，骨密度改善更好。

参考文献

1. Nicholls J, Brassil M, Williams G, et al.The skeletal consequences of thyrotoxicosis.J Endocrinol, 2012, 213 (3)：209-221.

2. Bauer D C, Ettinger B, Nevitt M C, et al.Risk for fracture in women with low serum levels of thyroid-stimulating hormone.Ann Intern Med, 2001, 134 (7)：561-568.

3. Ercolano M A, Drnovsek M L, Silva Croome M C, et al.Negative correlation between bone mineral density and TSH receptor antibodies in long-term euthyroid postmenopausal women with treated Graves disease.Thyroid Res, 2013, 6 (1)：11.

4. Tauchmanovà L, Nuzzo V, Del Puente A, et al.Reduced bone mass detected

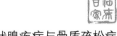

by bone quantitative ultrasonometry and DEXA in pre-and postmenopausal women with endogenous subclinical hyperthyroidism. Maturitas，2004，48（3）：299-306.

5. Blum M R，Bauer D C，Collet T H，et al.Subclinical thyroid dysfunction and fracture risk：a meta-analysis.JAMA，2015，313（20）：2055-2065.

（卜　石）

妊娠哺乳相关性骨质疏松

61. 妊娠哺乳相关性骨质疏松是一种少见的特殊类型骨质疏松症

妊娠哺乳相关性骨质疏松（Pregnancy or lactation-related osteoporosis，PLO）是在妊娠晚期至产后 18 个月内，尤其产后 / 哺乳早期所诊断的骨质疏松。因有下位胸椎和上位腰椎多个椎体压缩性骨折而出现腰背痛，甚至行走困难、身高变矮。很多椎体骨折多发生在妊娠晚期，是因为到了产后才能进行 X 线片和骨密度测定，所以多数病例是到了产后才得到诊断。PLO 是少见病，患病率为 4/100 万～ 8/100 万，PLO 应属于特发性骨质疏松范畴。椎体骨折最常见，骨折通常在第一次妊娠发生，再次妊娠一般不复发，化验的特点是血钙、磷，骨代谢激素水平正常。

62. 妊娠 – 哺乳期母亲骨密度可以下降 5% ～ 10%

整个孕期，母亲至胎儿钙转运显著增加，胎儿要聚集的钙总量需达到 30g。其中在妊娠第三阶段（T3 期）胎儿摄入的钙量占 80%，妊娠 38 周时达到 300 ～ 400mg 元素钙 / 日。在孕期胎盘可主动增加矿物质的转运，并分泌甲状旁腺激素相关蛋白（*PTHrP*），此时胎盘成为调节母体骨代谢的重要内分泌器官，*PTHrP*、母体自身的甲状旁腺激素和雌激素均可使肾脏 1-α 羟化酶活性增加，使母亲的肠道对钙吸收增加，肾小管重吸收钙增加；*PTHrP* 可以激活母体的破骨细胞，使母亲骨吸收增加，母体骨钙动员以满足胎儿对钙的需求。在哺乳期，新生儿每日钙需求量为 30 ～ 40mg/kg·d，母亲每天从乳汁中丢失 210mg 元素钙，而哺乳期肠道钙吸收降至正常孕前水平，活性维生素 D（骨化三醇）水平降至正常。此时乳汁中的钙来源通过增加母亲的骨吸收来获得。哺乳时，吸吮乳头的刺激使 PRL 分泌，会抑制促性腺激素分泌，雌激素水平降低，激活 RANKL（核因子 - κ B 受体活化体配体），下调成骨细胞释放的骨保护素（osteoprotegerin），后者进一步促进破骨细胞的形成、募集和活化。哺乳期乳腺分泌 *PTHrP* 刺激骨吸收。*PTHrP* 和低水平的雌激素协同作用增加骨丢失（有报道 *PTHrP* 基因缺失的小鼠哺乳期骨丢失减少）。上述机制的存在，使母亲通过"牺牲"自身骨钙满足了胎儿和新生儿的骨骼发育所需要的大部分矿物质，经历了妊娠 – 哺乳期后，母亲的骨密度下降 5% ～ 10%。

63. 妊娠和哺乳不一定增加母亲未来骨质疏松的风险

由于妊娠晚期和哺乳期钙的动员和骨吸收的增加，孕期和哺乳期骨密度有下降，但生理情况下，这种改变可能仅仅是一过性的，在停止哺乳和月经恢复后，骨密度可以逐渐恢复，不一定增加未来骨质疏松的风险。多数女性在停止哺乳 1 年后，丢失的骨密度可以完全恢复。哺乳期越短，骨密度的恢复可能越快。关于多产及较长哺乳期对骨密度是否有害的研究结果存在不一致的情况。有证据提示，妊娠和反复或延长哺乳，与今后的骨质疏松发生没有关系。多次妊娠的女性比未生育过的女性显示，在末次分娩后几十年有更高的骨密度和更低的骨折风险。对 200 多例 Sri Lankan 女性研究：生育 ≥ 5 个孩子和哺乳期 ≥ 97 个月的女性与生育次数较少和哺乳期较短的女性比较，在年龄矫正的腰椎和股骨颈骨密度无明显差异。当然也不能忽略这些研究的偏性，例如，这些研究是与从未生育过的妇女比较，而不是与年轻女性比较，而且上述研究中女性生育年龄均相对较早，多数在妊娠时还未达到峰值骨量。从对女性骨代谢生理认识的角度，妊娠年龄、哺乳时间和绝经年限可能是决定未来骨质疏松和骨折的重要因素。妊娠和哺乳对于高龄女性未来发生骨质疏松的影响仍需要更多随访研究的证据。

64. 妊娠哺乳相关性骨质疏松（PLO）患者未来骨折风险增加

PLO 是罕见病，关于该病转归的研究多为小样本的报告。Kyvernitakis 发表的一项对 107 例 PLO 患者随访的单中心前瞻性研究，该组患者基线年龄为（39.5±6.0）岁（27～57 岁），在入组时平均骨折数是 4.2 次。在约 6 年的随访中，有 26 例（24.3%）基线有骨折史的患者再次发生骨折，30 例 PLO 患者再次妊娠，其中的 6 例（20%）再次妊娠后发生骨折。患者诊断 PLO 时的骨折数量与后续随访期间的骨折风险显著相关。

65. 妊娠哺乳相关性骨质疏松症（PLO）的诊断仍需遵循骨质疏松症的常规鉴别诊断流程

PLO 是发生在妊娠晚期和哺乳期的特发性骨质疏松症，但建立该诊断时仍需要完善相关检查排除可引起骨质疏松的继发病因，如皮质醇增多症、胃肠道吸收不良、慢性肝肾疾病、原发性甲状旁腺功能亢进症等，仍需要详细询问病史了解患者可能存在的骨质疏松症的危险因素，如母系家族史、厌食症、低体重、钙摄入不足、维生素 D 缺乏、孕前疾病史、甲亢、月经稀发、轻度成骨不全、高尿钙、卵巢功能不全、应用可导致骨丢失的药物史（肝素、糖皮质激素、用于治疗子宫内膜异位症等的性腺激素释放激素激动剂、抗惊厥药等）、少活动、卧床等。研究发现的

PLO 患病的危险因素有：①孕前的低骨量；②孕前神经性厌食症；③卵巢功能不全；④曾使用影响骨代谢的药物（如糖皮质激素、肝素、华法令等）。

66. 妊娠哺乳相关性骨质疏松症（PLO）的治疗有多种选择

尽管 PLO 患者在妊娠 - 哺乳期结束后骨密度会逐渐自行回升，但对于多发椎体骨折患者会有严重的腰背痛、身高变矮，对生活质量有较大影响，PLO 患者未来骨折的风险也会增加。因此，临床中对多数 PLO 患者还是有一定干预的。应用降钙素鼻喷剂、双膦酸盐、雷奈酸锶、特立帕肽治疗均有病例报道，所有报道共同的缺点是没有很好的对照，也没有不同治疗方法头对头的比较（对于这样一种少见病，在临床实践中完全不可能实现）。

双膦酸盐类药物可通过抑制破骨细胞活性来增加骨密度，临床实践中也有成功治疗的报道。O'Sullivan 等报告双膦酸盐较单纯停止哺乳和补充钙剂、维生素 D 能更有效治疗 PLO。但双膦酸盐类药物可以在骨组织长期存在（可以超过 10 年），并且可以通过胎盘，因此 PLO 患者再次妊娠时胎儿可能会暴露于双膦酸盐中，这些药物对胎儿的影响未知。动物研究中，孕鼠接受大剂量双膦酸盐可以导致胎鼠骨骼发育异常。孕前应用双膦酸盐对胎儿影响的临床研究还没有明确结论，所以对于有再妊娠计划的 PLO 患者需要谨慎考虑双膦酸盐的应用。

针对严重的、顽固性 PLO 患者，特立帕肽（即重组的人甲状旁腺激素 1-34 片段）是很好的治疗选择。韩国学者 Hong 等应用特立帕肽（20μg/d，皮下注射）治疗了 27 例 PLO 患者，以不接受特立帕肽治疗的 5 例患者作为对照，调整了年龄和基线腰椎骨密度后，治疗 12 个月后特立帕肽治疗组腰椎骨密度升高显著大于对照组（15.5%±6.6% *vs*.7.5%±7.1%，P=0.020）。治疗后，特立帕肽组骨钙素和 I 型胶原 C 末端肽（CTX）显著升高。多因素线性回归模型提示，特立帕肽治疗更低的年龄与治疗后腰椎的骨密度增加独立相关，而与基线的腰椎骨密度、基线 BMI 和基线骨转换指标无关。日本医生给一位 27 岁的患者采用特立帕肽治疗 6 个月后应用狄诺塞麦序贯治疗 6 个月，患者 1 年后腰椎骨密度较治疗前增加 16.5%，背痛缓解。

参考文献

1. Kovacs C S，Ralston S H.Presentation and management of osteoporosis presenting in association with pregnancy or lactation.Osteoporos Int，2015，26（9）：2223-2241.

2. Møller U K，Við Streym S，Mosekilde L，et al.Changes in bone mineral density and body composition during pregnancy and postpartum.A controlled cohort study，Osteoporos Int，2012，23（4）：1213-1223.

3. Hiz O，Ediz L，Tekeoglu I，et al.Effect of number of pregnancies on bone mineral density.J Int Mes，2010，38（5）：1816-1823.

4. Kyvernitakis I, Reuter T C, Hellmeyer L, et al.Subsequent fracture risk of women with pregnancy and lactation-associated osteoporosis after a median of 6 years of follow-up.Ost Int, 2018, 29 (1): 135-142.

5. O' Sullivan S M, Grey A B, Singh R, et al.Bisphosphonates in pregnancy and lactation-associated osteoporosis.Osteoporos Int, 2006, 17 (7): 1008-1012.

6. Hong N, Kim J E, Lee S J, et al.Changes in bone mineral density and bone turnover markers during treatment with teriparatide in pregnancy-and lactation-associated osteoporosis.Cli Endocrinol (Oxf), 2018, 88 (5): 652-658.

7. Ijuin A, Yoshikata H, Asano R, et al.Teriparatide and denosumab treatment for pregnancy and lactation-associated osteoporosis with multiple vertebral fractures: A case study.Taiwan J Obstet Gynecol, 2017, 56 (6): 863-866.

（卜　石）

老年性骨质疏松症

67. 防治老年性骨质疏松症是一项紧迫的任务

原发性骨质疏松症又分为绝经后骨质疏松症（Ⅰ型）、老年性骨质疏松症（Ⅱ型）和特发性骨质疏松（包括青少年型）三种。绝经后骨质疏松症一般发生在妇女绝经后 5 ～ 10 年内；老年性骨质疏松症一般指老人 70 岁后发生的骨质疏松；特发性骨质疏松主要发生在青少年，病因尚不明。

中国是老年人口众多的国家，预计至 2025 年 60 岁以上人群将占人口的 20%。早期流行病学调查显示，中国 50 岁以上人群骨质疏松症患病率女性为 20.7%，男性为 14.4%。北京、成都、上海三地基于影像学的流行病学调查结果显示，50 岁以上女性的椎体压缩性骨折总患病率为 15%，且呈增龄性增高；80 岁以上女性椎体压缩性骨折患病率高达 36% ～ 39%。由此可见老年人，尤其高龄老年人是骨质疏松症及合并骨折的高发人群。骨质疏松性骨折是老年患者致残和致死的主要原因之一。发生骨折尤其是髋部骨折后，患者生活质量明显下降，同时对骨质疏松骨折的患者的医疗和护理需要投入大量的医疗资源，造成家庭和社会沉重经济负担。因此防治老年性骨质疏松症对于减少老年人的骨折发生率、提高患者生活质量、减少家庭及社会的卫生支出是十分重要。

68. 老年性骨质疏松症与增龄中的骨重建功能减退有关

与绝经后骨质疏松症患者的骨代谢为高转换型不同，老年性骨质疏松症患者的骨代谢一般为低转换型。除传统骨质疏松病因外，老年人发生骨质疏松有其自身的病因特点。有观点认为老年性骨质疏松症是在增龄衰老过程中发生的一种骨组织的生理性退变，其衰老退变的程度受多种因素的影响，可能与骨重建功能衰退密切相关。

骨组织通过骨吸收与骨形成的骨重建平衡机制不断地更新代谢，以维护骨钙代谢和骨生物力学功能，保持良好的骨质结构。老年人在衰老过程中其骨重建平衡发生明显改变。无论男性还是女性，在衰老过程中均存在显著的骨丢失。Riggs 等进行了横断面研究显示，在 20 ～ 97 岁人群中使用影像学分析评估骨密度，发现在 20 ～ 30 岁时开始出现随年龄增长椎体小梁骨的丢失，而且女性较男性更为显著。复旦大学骨代谢研究室的研究发现扫描和透射电镜观察到老年人成骨细胞增殖能力和骨形成活性明显降低。人成骨细胞体外培养结果显示，老年人成骨细胞对破骨细胞活性的调控能力下降。以上结果说明，老年人破骨细胞骨吸收活性相对较高，但成骨细胞骨形成活性却明显降低的这一特性，可能导致了骨重建功能呈现衰退，骨代谢处于较低状态。

69. 老年性骨质疏松症与骨髓间充质干细胞 miR-188 水平相关

骨髓间充质干细胞（Bone marrow mesenchymal cell，BMSC）分化发育为成骨细胞和脂肪细胞。随着年龄增加 BMSC 向成骨细胞方向的分化减少，而向脂肪细胞方向的分化增多，因此与增龄相关的骨髓中脂肪细胞明显增加，向成骨细胞分化减少，成为老年骨质疏松症的原因之一，既往机制不明。2015 年李长俊等发现 miR-188 是衰老时 BMSC 向成骨细胞和脂肪细胞转化的重要调控因素。这一研究成果发现，在动物试验和人群研究中，年长者的 miR-188 水平升高，作用于组蛋白去乙酰化酶 9（HDAC9）和独立于 RPTOR 的 MTOR 复合体 2（RICTOR），使 BMSC 转化为成骨细胞减少，因此可能为增龄相关的骨质疏松的发病机制之一。进一步的研究表明，过度表达 miR-188 的大鼠增龄引起的骨丢失增加，骨髓内注射 miR-188 特异性拮抗剂可以促进骨形成，减少脂肪细胞，改善骨质量。近年还有报道，MiR-27a、

MiR-125b 等均与 BMSC 向成骨细胞转化有关。

70. 维生素 D 水平不足是老年性骨质疏松症的重要危险因素

活性维生素 D 是骨代谢的重要调节激素之一。国外研究报道，50% ～ 75% 的老年人存在维生素 D 不足或缺乏；国内研究报道，中国老年人维生素 D 不足或缺乏更加严重；Lu 等在上海地区的调查研究发现，在冬季，20 ～ 89 岁的男性中维生素 D 不足的比例占 84%，女性占 89%。维生素 D 缺乏的比例男性占 30%，女性占 46%。Ning 等在北京地区的研究发现维生素 D 缺乏在男性中为 84.9%，女性中为 89%。维生素 D 严重缺乏的患者男性 42.7%，女性为 59.3%。与 40 ～ 60 岁的女性相比，20 岁以下女性和 80 岁以上女性的维生素 D 严重缺乏更为明显。维生素 D 与阳光有密切关系，又被称为"阳光维生素"。老年人皮肤合成维生素 D 的能力减弱，同样的日照条件下，老年人合成维生素 D 的量仅为年轻人的 30%。老年人随着年龄增大，外出活动减少，日光中紫外线照射不足，皮肤合成维生素 D 减少；加之老年人摄入和肠道吸收维生素 D 的功能下降，常伴有维生素 D 缺乏。

维生素 D 缺乏会导致肌力减弱，中枢神经系统平衡能力下降，跌倒发生增加，同时老年人常合并神经肌肉功能受损、服用镇静安眠等药物均增加老年人跌倒发生骨折的风险。

71. 维生素 D 应用可增加老年人骨密度，改善肌力，降低跌倒风险

维生素 D 对于骨骼的发育和维持有重要的作用，维生素 D 除促进骨髓基质细胞向成骨细胞分化，增加成骨细胞的数量外，还有明显促进骨基质矿化的作用。因此，在老年性骨质疏松症的治疗中，应十分重视维生素 D 的补充。根据国际骨质疏松基金会（IOF）的建议，对 50 岁及以上老年人的维生素 D 推荐剂量为 800 ~ 1000IU/d。目标值是使血清 25-（OH）D 水平达到 30ng/mL 或以上。补充维生素 D 应该依据患者用药前的血清 25-（OH）D 水平，日照下的活动情况等进行个体化调整。中国《原发性骨质疏松症诊疗指南（2017）》指出：65 岁及以上老年患者使用维生素 D 用于防治骨质疏松时每日的摄入剂量可为 800 ~ 1200IU/d。笔者认为，服用维生素 D 800 ~ 1200IU/d 应该是一个维持剂量，而不是维生素 D 缺乏或不足的治疗剂量，应根据基线 25-（OH）D 水平决定维生素 D 的治疗剂量，监测 25-（OH）D，待 25-（OH）D 升高至 30ng/mL 以上，再应用维持剂量。

此外，老年人的肝肾功能随着年龄增加而逐渐下降，体内维生素 D 活性代谢产物 1，25-$(OH)_2D$ 的生成存在一定障碍，所以老年患者在补充普通维生素 D 的同时需要给予一定量的活性维生素 D，代表药物有骨化三醇或阿尔法骨化醇。骨化三醇治疗可显著降低绝经后骨质疏松症患者骨折发生风险。2017 年《英

国骨质疏松症预防和治疗临床指南》推荐使用骨化三醇降低绝经后骨质疏松症患者的椎体骨折发生风险。对 9526 例社区居住的老年女性进行的一项为期 4 年的前瞻性、多中心研究发现，补充活性维生素 D 后，血 1，25-（OH）$_2$D$_3$ 水平越高的患者跌倒风险越低。2015 年中国《骨质疏松性骨折患者抗骨质疏松治疗与管理专家共识》指出：活性维生素 D 可增强肌肉力量，改善神经肌肉协调及平衡能力，推荐用于此类患者的治疗。

72. 活动障碍综合征——肌少症与老年性骨质疏松症密切相关

肌少症与骨质疏松症可统称为活动障碍综合征（dysmobility syndrome）。肌少症是老年人中常见的一种与增龄相关的进行性、全身肌量减少和（或）肌强度下降或肌肉生理功能减退。肌肉含量减少、强度及功能下降改变了力学刺激，影响成肌细胞和成骨细胞的分化，分别诱发肌肉和骨骼释放多种生物活性因子相互调节，可显著增加骨质疏松风险；大量研究表明，老年人群骨折与肌量减少、肌力下降、跌倒增加、骨量减低密切关联。骨强度下降也会增加肌少症患病率，二者常伴随出现，共同增加老年人群的病残率及病死率。因此应重视肌少症与骨质疏松症的密切关系，共同诊断及防治这两种共存疾病。防治措施包括运动疗法、营养疗法和药物治疗。

73. 肌少症与骨质疏松症治疗的共同之处

在治疗方面，肌少症与骨质疏松症也有相同之处。有益的生活方式有助于促进肌肉与骨骼的合成代谢，包括积极进行阻抗运动，摄入富含亮氨酸的蛋白质饮食等。关于治疗药物，严格意义上讲，目前尚没有药物具有治疗肌少症的适应证，该疾病的治疗药物亟待研发。目前动物及人体研究显示，对肌少症可能有效的治疗药物包括维生素 D、雄激素、选择性雄激素受体调节剂、生长激素、生长激素促泌剂受体的内源性配体、肌生成抑制素单克隆抗体、血管紧张素转换酶抑制剂等。目前研究表明，上述治疗药物有可能增加肌肉含量、改善肌肉强度及功能，减少跌倒风险，其中肌生成抑制素单克隆抗体是较有前景的治疗药物。

74. GH-IGF-1 轴作用减弱在老年骨质疏松症发病中的作用

生长激素（Growth hormone，GH）、胰岛素样生长因子 -1（Insulin-like growth factors-1，IGF-1）在骨的生长发育中起着重要作用。GH 和 IGF-1 的水平与青春期前骨长度和峰值骨量相关，而当成年后虽然 GH 水平下降，但仍对骨量的维持起一定的作用。GH 通过激活丝裂原活化蛋白激酶（MAPKs）和磷脂酰肌醇 3- 激酶（PI3K）通路调节骨代谢平衡。目前，GH 对骨代谢影响的研究主要集中在对骨形成的方面，但研究同时发现 GH 也能通过直接或间接的方式促进破骨细胞分化。75% 的 IGF-1 是在肝脏合成，而另外 25% 的 IGF-1 则是受多种激素和生长因子的控制。GH 通过 IGF-1 的介导发挥作用。IGF-1 作用于成骨和软骨细胞上的 IGF-1 受体，刺激成骨细胞的活性、增加成骨细胞数量，促进骨形成；同时抑制破骨细胞的分化降低骨吸收。IGF-1 轴还可以间接通过调节其他内分泌激素（如性激素、甲状腺激素、PTH、糖皮质激素）等间接影响骨代谢。随着年龄的增长，体内 GH 和 IGF-1 的分泌都有所减少，从而引起老年骨质疏松症。

75. 老年骨质疏松症防治应注重成骨细胞骨形成功能的促进，缓解疼痛，防止骨折

老年骨质疏松症的病理机制表明，随着年龄增加，老年人体内骨形成能力下降，低转换型骨质疏松是老年骨质疏松症的主要特点。骨质疏松引发的骨痛、骨折等损伤是严重影响老年人生活质量的主要因素。因此，老年骨质疏松症防治，应注重促进成骨细胞骨形成功能，缓解疼痛，预防跌倒和骨折，以提高老年人的生活质量。除了补充充足的钙剂和维生素 D 外，抗骨质疏松药物治疗应注重选择促进成骨细胞活性的药物（如甲状旁腺素）。

76. 体内干细胞研究为治疗老年性骨质疏松症提供了希望

如前所述，老年性骨质疏松症的发病机制之一是随着增龄，患者体内 BMSC 转化为成骨细胞的数量减少，而转化为脂肪细胞的数量增加。近年来有许多组织工程学的研究将体内干细胞或祖细胞通过特定的条件诱导分化为特定的组织细胞用于医疗治疗。在动物实验中，microRNA-188 特异性拮抗剂已被证实可以促进骨形成，为研究治疗老年性骨质疏松症提供了新药靶点，为老年骨质疏松症的治疗提供了希望。

参考文献

1. 中华医学会骨质疏松和骨矿盐疾病分会. 原发性骨质疏松症诊疗指南（2017）. 中华骨质疏松和骨矿盐疾病杂志，2017，10（5）：413-443.

2. Lu H K，Zhang Z，Ke Y H，et al. High prevalence of vitamin D insufficiency in China：relationship with the levels of parathyroid hormone and markers of bone turnover. PLoS One，2012，7（11）：e47264.

3. Ning Z，Song S，Miao L，et al.High prevalence of vitamin D deficiency in urban health checkup population.Clin Nutr，2016，35：859-863.

4. 王鸥，邢小平. 老年性骨质疏松症发病机制及药物治疗进展. 中国实用内科杂志，2011，31（8）：584-586.

5. 王洪复. 老年性骨质疏松症病理机制与防治原则. 中华保健医学杂志，

2010, 12（1）：1-4.

6. Li C J, Cheng P, Liang M K, et al.MicroRNA-188 regulates age-related switch between osteoblast and adipocyte differentiation.J Clin Invest, 2015, 125（4）：1509-1522.

7. You L, Pan L, Chen L, et al.MiR-27a is Essential for the Shift from Osteogenic Differentiation to Adipogenic Differentiation of Mesenchymal Stem Cells in Postmenopausal Osteoporosis.Cell Physiol Biochem, 2016, 39（1）：253-265.

8. Wang H, Xie Z, Hou T, et al.MiR-125b Regulates the Osteogenic Differentiation of Human Mesenchymal Stem Cells by Targeting BMPR1b.Cell Physiol Biochem, 2017, 41（2）：530-542.

9. 中华医学会骨质疏松和骨矿盐疾病分会.肌少症共识.中华骨质疏松和骨矿盐疾病杂志，2016，9（3）：215-227.

（王　娜）

男性骨质疏松症

77. 男性也易患骨质疏松症

过去普遍认为骨质疏松症是绝经后女性的一种常见病,近年的流行病学研究显示,男性骨质疏松症(male Osteoporosis, MOP)有逐年上升趋势。约30%的髋部骨折发生在男性,越来越多男性脆性骨折的发生,使男性骨质疏松症开始成为公认的公共健康问题。美国一项研究发现,在明达苏尼洲的50岁以上的居民,腕部、肱骨、脊柱及髋部骨折的发生率,女性的比例是26 000/10万,男性的比例是16 000/10万。另一项研究对60～74岁男性进行了骨密度测量,显示骨质疏松症患病率为10.2%。男性骨质疏松性骨折(MrOs)研究跟踪了6000多名男性,平均年龄73.7岁,约7%的男性被诊断为骨质疏松症。

78. 男性骨质疏松症与女性骨质疏松症大不相同

MOP 和女性 OP 在病因学、病理学方面有差异。2017 版巴西的男性骨质疏松指南中指出：男性骨质疏松症可分为退化性骨质疏松（年龄相关）、特发性骨质疏松（中青年男性）和继发性骨质疏松（由其他疾病、药物和外部因素引起）三类。

和女性 OP 相比，MOP 骨丢失比较缓慢，属于低骨转换型骨质疏松。雄激素和雌激素对男性骨量的形成和维持具有重要意义。雄激素在骨量获取中起着关键作用，特别是在骨膜扩张、骨直径增加和肌肉质量及骨量增加方面。雌激素在青年男性骨量峰值获得、纵向骨骼发育、青春期骺板融合和骨重塑率方面也起着重要作用。骨小梁和皮质骨量的丢失开始于男性的不同阶段。小梁骨量的丢失始于年轻的成年人，而皮质骨量的丢失较晚，通常在 50 岁以后发生。男性和女性的骨小梁数量减少模式也有所不同。男性骨小梁变细但其连接性较好，而女性小梁数目减少的同时连接性减少，骨骼吸收性空洞较多。男性骨小梁的变细与骨内形成的减少有关，而女性骨小梁的减少与血浆雌激素浓度降低导致的骨吸收加速有关。发生骨质疏松和骨折的男性比有骨质疏松症的男性具有更大的小梁连接性丧失。有研究报道，男性大多数骨折发生于骨密度测量值不在 OP 范围内的男性，提示对于男性骨质疏松除骨密度外，还有其他因素对骨折危险有重要的影响。男性低骨密度（Lower bone mineral density，LBMD）与骨折密切相关。现有研究报道显示，在超过 75 岁髋部骨折的患者中，男性死亡率较女性明显增高（男性 20.7%，女性 7.5%）。发生第一次骨折后，女性再次骨折风险增加 2 倍，男性再次骨折的风险增加 4 倍。因此，男性骨质疏松症理应得到研究机构和临床更多的关注。

79. 男性骨质疏松（MOP）比女性 OP 来得更静悄悄

与女性 OP 相比，MOP 比女性 OP 发生晚 10～15 年，且 OP 发病率与骨折的发生低于女性，因此，一直以来对 MOP 缺乏重视。其实，男性在 30 岁左右即有松质骨的丢失，40 岁左右开始出现皮质骨的丢失。与女性 OP 不同，男性骨丢失的过程比较缓慢，并且不易察觉，虽然 MOP 骨折的发病率低于女性，但其所造成的危害大于女性。老年男性骨密度每年约降低 1%，50 岁以上男性约 20% 在一生中会发生骨质疏松性骨折。骨质疏松性髋骨骨折，男性约占 30%，而髋骨骨折是所有骨折中致残和致死的最主要原因。一旦发生骨质疏松性骨折，将给社会、医疗卫生服务系统、家庭与个人带来沉重经济负担。为避免一朝骨折后"大梦初醒"的悲剧，在骨质疏松性骨折发生前，识别男性骨质疏松的危险因素，积极评估患者骨折的风险，纠正可控的危险因素，对于 70 岁以上的男性和 70 岁以下但具备 1 个或多个骨质疏松危险因素的男性也要进行 X 线双能骨密度检查以了解骨密度情况。这些危险因素包括：①既往有低暴力骨折史；②性功能减退者；③糖皮质激素及抗精神病药物使用者；④吸烟及长期大量饮酒者；⑤慢性胃肠疾病，类风湿性关节炎；⑥肿瘤化疗或放疗者；⑦肾移植或接受血液透析者；⑧前列腺癌接受抗雄激素治疗者；⑨虚弱与体重过轻者。预防及早期诊治骨质疏松，应该是预防骨折发生最好的措施。

80. 增龄和雄激素水平降低是男性骨质疏松症（MOP）的重要危险因素

MOP 的发病率与年龄密切相关，年龄越大 OP 患病率越高。增龄导致肠道吸收钙磷能力下降，男性随增龄体内的雄激素水平降低也是发生 OP 的重要因素，而雌二醇在男性骨量的维持中也起着重要作用。血清雌二醇阈值低于 40pmol/L 时男性骨量丢失越明显。睾酮通过芳香化反应转变为雌激素，对骨骼起间接保护作用。在男性体内，血清中雌二醇的浓度主要取决于芳香酶对睾酮的活性。因此，睾丸和肾上腺素的外周芳香化在决定男性雌激素浓度方面起着关键作用。男性在 70 岁之后骨丢失加速，快速的骨丢失更多见于睾酮或雌二醇水平低的患者。老年男性血清性激素结合球蛋白（SHBG）水平增多及下丘脑 - 垂体 - 睾丸轴反馈减弱，导致游离睾酮和雌二醇水平下降，骨量丢失增加。老年人血清 SHBG 升高的原因尚不清楚，但 IGF-1 浓度的降低可能起重要作用，IGF-1 抑制肝细胞产生 SHBG，因此 IGF-1 浓度水平与 SHBG 呈负相关。

81. 吸烟与酗酒是男性骨质疏松症（MOP）的重要危险因素

与女性相比，男性人群中吸烟与酗酒的人群比例明显增多。有证据显示：骨密度水平随着吸烟的量与时间增加而降低。烟草中的有害物质能够影响钙、磷的吸收，增加骨吸收，从而导致骨量丢失。大量饮酒也是 MOP 的危险因素之一。每日摄入超过 2 ～ 3 单位的酒精与骨折风险增加相关。酒精摄入越多，髋部骨折的风险也就越高，但该人群可不伴有骨密度的降低。有研究认为，酒精可能通过影响维生素 D_3 的代谢、肝肾功能及直接抑制成骨细胞导致骨量丢失。

82. 重视继发性骨质疏松的筛查

男性骨质疏松症（MOP）最常见的继发原因包括使用糖皮质激素、过量饮酒和性腺功能减退，男性前列腺癌使用抗雄激素治疗等。其他的原因有糖尿病、原发性甲状旁腺功能亢进症、甲状腺功能亢进症、胃肠道钙吸收障碍、慢性阻塞性肺病、炎症性风湿病、肾功能衰竭、HIV 感染、多发性骨髓瘤等疾病，抗惊厥药、抗精神病药物及某些化疗药的使用等均会导致骨密度下降。因此，应按照骨质疏松症诊疗指南中规定的步骤常规进行骨质疏松症的鉴别诊断，除外继发性骨质疏松和其他代谢性骨病。如患者血钙异常或血钙正常上限但怀疑甲状旁腺功能亢进，需行血清甲状旁腺激素检测；如怀疑甲状腺功能亢进需行促甲状腺激素及游离 T_4 检测；如怀疑性腺功能低下需行血清睾酮、黄体生成素、促卵泡激素等检测。由于性腺功能减退是很难单纯通过病史和体格检查来发现的，因此，建议对 OP 的男性常规进行总睾酮水平的测试。

83. 男性骨质疏松症（MOP）的诊断标准与女性 OP 相同，注意 Z 值与 T 值的选取

欧洲前瞻性骨质疏松研究显示，在考虑相同的 BMD 值时，男性骨折的风险与女性相似。因此，借用世界卫生组织最初提出的标准，根据诊断绝经后妇女的骨质疏松症的 T 值标准作为男性骨质疏松症的诊断似乎是合理的。

50 岁以上男性骨质疏松的诊断选 T 值。目前按照 WHO1994 年制定的骨量减低与 OP 的标准，T 值代表骨密度与同种族、同性别健康年轻成年人峰值骨密度差值与同种族、同性别健康年轻成年人峰值骨密度的标准差的比值。OP 的诊断标准为 T 值 $\leqslant -2.5$；骨量减低的标准为 T 值 $-1 \sim -2.5$；若 T 值 $\geqslant -1$，则为骨量正常；严重 OP 的诊断标准是 T 值 $\leqslant -2.5$ 且伴有骨质疏松性骨折。这些标准不仅适用于女性 OP 的诊断，还适用于 MOP。骨密度测定一般可检测脊柱、腰椎与前臂 3 个部位，至少应包括脊柱与髋部 2 个部位。

50 岁以下男性骨质疏松的诊断看 Z 值。Z 值代表与同年龄、

同种族、同性别的人骨密度的差值与同年龄、同种族、同性别的人骨密度的标准差的比值，Z 值＞ −2 表示骨密度正常，Z 值≤ −2 表示骨密度低于同龄人预期范围。

84. 男性骨质疏松症（MOP）起始治疗的标准

根据 2012 年美国内分泌学会临床实践指南，男性出现低创伤性髋部与脊柱等部位的骨折或脊柱、股骨颈或全髋 T 值 ≤ −2.5，或经 FRAX 评分 10 年内有髋部骨折风险≥ 3% 或任何部位骨质疏松性骨折风险≥ 20% 的患者，应该开始进行临床干预。

85. 男性骨质疏松症（MOP）的治疗大致同绝经后骨质疏松症

基础治疗包括戒烟、戒酒、安装家居防跌倒措施等。平时应进食足够富含钙和维生素 D 的食物（如牛奶和豆制品等），增加阳光照射时间。Daly 等人进行的临床实验显示，对于包括腰椎 Z 评分在 ±2.0 以内的男性，补充钙和维生素 D 强化牛奶在随访 12 个月和 18 个月后对 BMD 有积极影响。需要强调的是维生素 D 的补充不仅对骨代谢有直接的益处，而且可以增强肌力、改善肌肉功能，从而预防跌倒。

MOP 治疗的药物包括抗骨吸收药物与促骨形成药等，但专为 MOP 而设计的临床实验甚少，有限的研究中样本量较小，且多数仅以骨密度变化作为研究终点。双膦酸盐类药物是临床上常用的抑制骨吸收药物，代表药物有阿仑膦酸钠与唑来膦酸钠等。Orwoll 等的研究发现，随机给予阿仑膦酸钠 10mg/d 治疗 24 个月的男性腰椎骨密度显著增加（7.1%±0.3%）。

有证据表明，利塞膦酸钠和唑来膦酸的使用与脆性骨折风险降低有关。在一项纳入 1199 例男性骨质疏松患者的 RCT 研究中，唑来膦酸治疗后新发椎体骨折风险下降达 67%（RR=0.33，95%CI：0.16 ~ 0.70）。此外，被批准用于 MOP 的药物是狄诺塞麦（Denosumab），狄诺塞麦是针对核因子 - κB 配体（RANKL）受体激活剂的单克隆抗体。这种抗体抑制破骨细胞的分化、活性和存活，从而降低了骨吸收。接受雄激素剥夺治疗的男性骨质疏松患者给予狄诺塞麦治疗后骨密度增加情况与绝经后骨质疏松症治疗后的效果相当。

目前用于临床的促骨形成药物为甲状旁腺激素衍生物特立帕肽。有临床研究证据显示，特立帕肽用于 MOP 治疗可以显著升高腰椎和股骨颈的骨密度，并且特立帕肽对腰椎骨密度的升高程度也高于阿仑膦酸钠。在停用特立帕肽后也会有骨密度的逐渐下降，因此对于 MOP 也主张在特立帕肽治疗后序贯应用抗骨吸收药，也不推荐特立帕肽与双膦酸盐联合应用。需要注意的是，虽然国外批准特立帕肽用于 MOP 的治疗，但目前中国 CFDA 仅批准其用于有骨折高风险的绝经后骨质疏松症的治疗。

86. 雄激素的补充治疗存在争议

有研究发现，睾酮的补充可能会改善男性骨密度，但仅限于基线睾酮水平低 [血清睾酮低于 2.0ng/mL（7.5nmol/L）] 的 MOP 患者，对于睾酮水平正常的老年 MOP 患者，睾酮治疗并无获益的证据。Katznelson 等报道了用睾酮治疗性腺功能减退的男性患者，发现脊柱及骨小梁 BMD 值分别增加 5%、14%，且骨特异性碱性磷酸酶及尿羟脯氨酸水平大幅度降低。睾酮能够减少长期接受泼尼松治疗男性发生糖皮质激素诱导骨质疏松症的风险。同时应关注睾酮治疗的不良反应，睾酮长期应用增加血容量，增加男性前列腺癌的发生。总而言之，睾酮替代治疗在骨质疏松症患者的使用目前还存在争议，在未来还需更多临床研究进行佐证。

参考文献

1. 中华医学会骨质疏松和骨矿盐疾病分会.原发性骨质疏松症诊疗指南(2017). 中华骨质疏松和骨矿盐疾病杂志，2017，10（5）：413-443.

2. 金鑫，朱立国，李秀兰，等.男性骨质疏松的研究进展.实用医学杂志，2015，31（22）：3646-3648.

3. Cummings S R，Melton L J.Epidemiology and outcomes ofosteoporotic fractures. Lancet，2002，359（9319）：1761-1767.

4. Frost M，Wraae K，Abrahamsen B，et al.Osteoporosis and vertebral fractures inmen aged 60-74 years.Age Ageing，2012，41（2）：171-177.

5. Prior J C, Langsetmo L, Lentle B C, et al. Ten-year incident osteoporosis-related fractures in the population-based Canadian Multicentre Osteoporosis Study: comparing site and age-specific risks inwomen and men.Bone, 2015, 71: 237-243.

6. Lassemillante A C, Doi S A, Hooper J D, et al.Prevalence of osteoporosis in prostate cancer survivors: ameta-analysis.Endocrine, 2014, 45 (3): 370-381.

7. Langdahl B L, Teglbjærg C S, Ho P R, et al.A 24-month study evaluating the efficacy and safety of denosumab for the treatment of men with low bone mineral density: results from the ADAMO trial.J Clin Endocrinol Metab, 2015, 100 (4): 1335-1342.

（王　娜）

骨质疏松症与骨关节炎

87. 骨质疏松症与骨关节炎有共同的流行病学特点

骨质疏松症（OP）与骨关节炎（osteoarthritis，OA）是两种与人体衰老有密切联系的骨－关节退行性病症，二者均好发于中老年人。根据 WHO 的统计，全球 50 岁以上女性约 30% 罹患 OP，2009 年公布的亚洲骨质疏松症流行病学、费用和负担白皮书显示，中国 OP 患者达 6940 万，预测由 OP 引起的 OP 性骨折在 2050 年将达到 599 万例次。骨关节炎是最常见的关节炎，是导致中、老年人残疾的首位病因。全球约有 2.5 亿人膝关节，骨关节炎患者基于全球 2010 年全年龄段患病的数据，膝关节骨关节炎的患病率为 3.64%。德国基于 2014 年健保基金数据库的 595 754 人的调查显示，60 岁以上人群膝和髋部 OA 患病率为 21.8%，女性高于男性，年龄越大患病率越高。随着社会经济发展和人口老龄化趋势，这两种疾病的患病人数日渐增多，带来沉重的社会经济和医疗负担，世界卫生组织（World Health Organization，WHO）将 2000—2010 年定为"骨与关节的十年"。近年来发现 OP 与 OA 既有区别，又有一些共同的病理生理机制，为将来 OP 与 OA 的共同治疗带来了希望。

88. OP 与 OA 的临床特点不同

OP 是一种以骨量减少和骨组织微结构破坏为特征，导致骨脆性增加和易发生骨折的一种全身性骨骼疾病，主要表现有疼痛、身高变矮、骨折等。风险因素包括老龄、女性绝经、脆性骨折家族史、不健康生活方式、影响骨代谢的疾病和药物应用史等。治疗目标为避免初次骨折和再次骨折发生。

OA 是以关节软骨破坏，软骨下骨坏死和关节间隙变窄为特征的一种非特异性关节炎症，是一种慢性退行性关节疾病，好发于负重、活动频繁的关节，主要表现有关节疼痛、畸形和功能障碍。风险因素包括年龄、肥胖、炎症、创伤及遗传因素等。治疗目标为减轻和消除疼痛，矫正畸形，改善或恢复关节功能，提高患者的生活质量。

对于 OP 和 OA 之间的关联，一种观点认为，OA 和 OP 虽好发于老年人群，但基于 OA 和 OP 常少发生于同一患者，支持二者呈相反的关系；另一种观点认为，OA 的关节软骨退变与关节周边的骨骼结构改变相关，而 OP 所带来的关节周边骨骼结构的改变则可能成为 OA 发病的因素之一，即二者呈正相关的关系。OP 和 OA 比较见表 3。

表 3　OP 和 OA 比较

	OP	OA
易患人群	女性绝经后，男性大于 70 岁	65 岁以上
体重	低体重，超重	超重
受累部位	腕部、脊椎、髋部	髋关节，膝关节，手、足、脊椎
疼痛特点	无关节红肿积液，四肢关节主动和被动活动均正常	关节刚活动时疼痛，随着活动的继续，疼痛可逐渐好转、消失
严重后果	OP 性骨折	关节红肿，关节积液，关节变形，关节活动逐渐受限。
诊断方法	骨密度	X 线片，MRI，关节镜
骨密度测定	骨量减少，骨质疏松	骨密度可能增加
治疗	抑制骨吸收，促进骨形成	控制症状，改善病情，软骨保护

89. 多数研究发现 OA 患者的骨密度升高

OP 的诊断可以由骨密度、脆性骨折史和发生骨质疏松性骨折的风险三方面来确定，OP 患者多数骨密度是低的，而 OA 患者骨密度的特点及其与 OP 的关系目前尚无定论。Chingford 研究对 979 例女性 OA 患者的脊椎和股骨颈骨密度进行了分析，发现中年女性早期 OA 的脊椎及股骨颈骨密度轻度升高。Nevitt 等对 4855 例老年女性 OA 患者进行了 Kellgren 评分（OA 的影像学分级：0 级无影像学表现；1 级微小骨赘，可疑临床意义；

2 级明确的骨赘，关节间隙正常；3 级明确的骨赘，关节间隙中度狭窄，可能有畸形；4 级明确的骨赘，关节间隙重度变窄，软骨下骨硬化，明确的畸形。）研究结果发现，评分 2 级以上的中度到重度 OA 患者与评分 0 级的患者相比股骨颈、脊椎及四肢的骨密度增加。上述横断面研究根据 OA 患者骨密度增高得出 OP 与 OA 呈正相关的结论，但该结论存在一定的局限性。例如，研究中用 2D 的 X 线方法（不是用更立体的 3D 方法）评估骨赘及关节间隙可能造成研究结果的偏差；同时压缩性骨折也可能被误认为是骨赘形成。另外，骨赘形成可以导致骨密度测定假性升高。

因为横断面研究本身的局限性，研究者们又进行了此领域的纵向研究。美国 Framingham 研究显示，股骨颈骨密度增高的女性患者发生膝关节 OA 的风险增加，但膝关节 OA 进展的风险却明显降低，后者这种保护性效应是通过降低关节腔狭窄的风险来达到的。2010 年发表的 MOST 研究是一项多中心、前瞻性研究，主要目的是对 OA 发生及发展进行风险评估，其研究结果显示：对于没有 OA 的患者，股骨颈及全身骨密度增高增加膝关节 OA 发生的风险及关节腔狭窄，但并不增加膝关节 OA 患者的疾病进展。

尽管以上研究显示，OA 可能与骨密度增高相关，但 OA 的存在是否可以提高骨密度或降低骨质疏松性骨折风险的研究结论是不一致的。2003 年鹿特丹研究发现，膝关节 OA 是独立于骨密度以外的增加 OP 性骨折风险的因素，包括椎体骨折与非椎体骨折。2004 年巴尔的摩研究显示，手部 OA 的女性患者桡骨的骨量丢失比正常女性多，但男性患者则无此发现；膝关节 OA 患者无论男性或女性均未发现这种差异；脊椎骨密度增高在经过年龄、性别、体重指数等矫正后与膝关节 OA 的发生风险正相关。由此可见，受累关节不同，OA 对骨量丢失影响的结果也不尽相同。另外，还有一些 OA 与骨密度相关性的研究并未得出二者之间存在显著相关的结论。

90. OA 和 OP 的发生可以有共同的细胞因子参与

过去一直认为 OP 是一种内分泌疾病，主要由于绝经后雌激素水平的下降影响骨重塑，导致骨组织微结构受损，骨折风险增加。随着骨免疫学的进展，提示绝经后活化的 T 淋巴细胞可以产生一系列促炎因子，如肿瘤坏死因子 -α（tumornecrosis factor-α，TNF-α）、白介素（interleukin-1，IL-1）、IL-6、IL-7 及 γ- 干扰素（interferon-γ，IFN-γ）。活化的 T 细胞通过产生骨吸收细胞因子 TNF-α、核因子 -κB 受体活化因子配体（Receptor Activator for Nuclear Factor-κB Ligand，RANKL）调控骨吸收通路。同时 OA 的发病机制中起主要作用的是滑膜炎及滑膜液中激活的巨噬细胞，促炎因子的靶点主要集中在滑膜细胞和软骨细胞。TNF-α 和 IL-1 是 OA 病理过程中的关键因子，诱导滑膜细胞和软骨细胞产生促炎因子 IL-6、IL-8，同时促进蛋白酶及前列腺素产物生成。

骨吸收调控通过核因子 - κB 受体活化因子（RANK）、骨保护素（OPG）、RANKL（RANK 的配体）系统在骨质疏松症发生机制方面有重大的意义。RANK 和 RANKL 二者结合促进破骨细胞的分化、成熟及活性，而 OPG 则通过与 RANKL 的结合阻断 RANKL 与 RANK 的结合而阻止其生物学活性。RANKL/OPG 比值改变直接影响破骨细胞的发育，从而影响骨代谢。RANKL/OPG 比值增加，可以促进破骨细胞的活化和减少成熟的破骨细胞凋亡，由雌激素缺乏和糖皮质激素过剩而诱发的骨代谢紊乱引起的骨丢失主要在于这种比值的改变；反之，RANKL/OPG 比值增加减少，则破骨细胞的分化和活化减少。体内及体外研究均证实，OA 患者的血浆、骨组织及破骨细胞中均可检出比 OP 患者更低的 OPG 水平，*RANKL* 基因表达及 RANKL/OPG 比值也较 OP 组更低。

91. 软骨下骨的作用是 OA 发生及进展的潜在机制

软骨下骨指位于软骨下方的骨组织，由软骨下皮质终板和松质骨组成，在 OA 的病理机制中起重要作用，其组织病理学的变化与骨重塑紧密相连，进而引起软骨下骨上层附着软骨的微结构改变。软骨下骨作为骨与软骨的交接区域，具有抵抗应力、连接及传导细胞信号的作用，OA 患者软骨中转化生长因子 -β（TGF-β）、胰岛素样生长因子（IGF）等细胞因子水平明显上升，同时刺激骨重塑。Mansell 等研究显示，髋部 OA 患者在股骨头下软骨可以检出比正常水平高 4 倍的 TGF-β。Lioyd 等在严重膝关节及远端指关节 OA 的女性患者中检测到升高的血浆 IGF-1。IGF-1 在 OA 的发生过程中对软骨细胞蛋白多糖合成起着关键的调节作用，是软骨合成的介质，可以增加蛋白多糖合成，减少软骨降解。OA 病理表现中关节软骨表面粗糙不平，软骨基质原纤维性变，软骨细胞肿胀、崩解、增生，导致这些表现的基本原因之一就是异常增加的胰岛素样生长因子结合蛋白（Insulin-like growth factor binding protein，IGFBP）阻碍了 IGF-1 和受体之间的结合，从而使 OA 的软骨细胞对 IGF-1 不敏感，利用羟脯氨酸合成蛋白多糖（PG）的能力下降，骨赘形成。

92. OP 与 OA 的遗传学标志物既有联系，又有区别

近年来全基因组关联分析（Genome-wide association study，GWAS）研究迅猛发展，很多研究尝试用单核苷酸多态性来证实 OP 及 OA 的遗传标记物。Morrison 于 1994 年就证实了维生素 D 受体（*Vitamin D Receptor*，*VDR*）基因与骨密度相关。随后的研究又发现 OA 与Ⅱ型胶原纤维 α1 基因（*COL2A1*）、Ⅰ型胶原纤维 α1 基因（*COL1A1*）、*VDR*、雌激素受体 -α 基因（*ER-α*）、TGF-β1 等相关，而 OP 也与上述基因多态性相关。OA 和 OP 在表型上相关，也受很多共同的细胞因子影响，寻找二者共同的单核苷酸多态性位点有助于更清楚的揭示 OA 和 OP 的关联。

93. OP 与 OA 的骨转换及骨微结构不同

原发性骨质疏松中绝经后骨质疏松是一种高骨转换性 OP，而老年性骨质疏松则为低骨转换性 OP。OP 患者骨小梁体积和数目均有下降，骨小梁间距增加，骨小梁力学特征发生改变，脆性增加易于发生骨折。在 OA 的发生发展过程中软骨下骨重塑起重要作用，早期以骨吸收为主，后期骨形成活跃，最终导致软骨下骨硬化和体积增加，降低了对软骨的保护，导致骨赘形成，关节间隙狭窄，关节畸形。

94. 多种治疗 OP 的药物可能对 OA 治疗有益

OA 治疗方案包括非药物（现代康复治疗）与药物治疗相结合，必要时手术治疗（关节置换等）。药物治疗包括改善症状的非甾体类消炎止痛药物、特异性环氧合酶 -2 抑制剂、糖皮质激素等，改善病情的氨基葡萄糖及关节腔注射透明质酸类药物等。

OA 的关节损伤机制包括软骨下骨发生骨质疏松，关节面塌陷导致关节软骨受力不均，从而继发软骨损害和骨赘增生等。因此治疗 OP 的药物在 OA 方面也可能会发挥作用，越来越多的研究也着眼于此，临床上主张伴发 OP 的 OA 患者在治疗 OA 的同时也应治疗 OP。

雌激素治疗 OP 的证据明确，但治疗 OA 尚在探索阶段。关节软骨细胞表面上存在着雌激素受体，雌激素可以通过和受体结合调节软骨细胞功能，促进胶原合成。意大利一项研究发现曾经进行雌激素替代治疗的女性发生 OA 风险较对照组明显降低。一项用雌激素治疗具有临床症状及放射学改变的膝关节 OA 的研究结果显示，膝关节 OA 患者软骨下骨髓水肿较治疗前减轻，但疼痛症状无明显变化。

（1）降钙素对 OA 的治疗作用尚处于探索中

降钙素可通过抑制破骨细胞活性来抑制骨转换、升高骨密度。一些研究证实，降钙素还可以抑制软骨退行性变，提高软骨基质成分再生，延缓 OA 的发生。鲑鱼降钙素治疗通过降低胶原及代谢产物的水平可以减少软骨的降解。在针对膝关节 OA 患者的随机对照试验中，使用鲑鱼降钙素治疗的患者，其胶原降解产物 - Ⅱ（CTX- Ⅱ）、胶原降解产物 - Ⅰ（CTX- Ⅰ）、血清基质金属蛋白酶（MMP）及 Ⅱ 型胶原纤维水平明显下降，应用安慰剂的患者上述指标没有明显变化。

（2）双膦酸盐具有治疗 OA 的初步证据

双膦酸盐是目前应用最为广泛的治疗 OP 的药物，双膦酸盐可以直接作用于破骨细胞抑制骨吸收。这种作用可能会改善软骨下骨重塑，从而抑制骨赘形成及软骨下骨硬化。对 OA 动物实验模型的研究证实，多种双膦酸盐制剂包括阿仑膦酸钠、利塞膦酸盐、唑来膦酸钠等都可以通过抑制软骨下骨吸收减少骨赘生成从而延缓 OA 进程。一项对绝经后女性膝关节 OA 的横断面调查结果显示，应用过阿仑膦酸钠的患者与未应用过的患者相比膝关节疼痛更轻，软骨下骨磨损及骨髓水肿更轻，但是没有发现阿仑膦酸钠应用与膝关节放射学表现轻重有关联。Buckland 等在一项长达 2 年每日口服利塞膦酸盐 15mg 的研究中发现，膝关节 OA 患者的垂直骨小梁数目增加，软骨下骨的结构更加完整。

（3）雷奈酸锶既可以抑制骨吸收，又促进骨形成

一些研究显示，雷奈酸锶对 OA 软骨下骨破骨细胞有抑制作用，进而降低软骨下骨吸收，但该药对软骨下骨和软骨的作用机制尚未完全明确。

（4）特立帕肽有改善骨显微结构的作用

特立帕肽是人工合成的甲状旁腺激素 1 ~ 34 片段，具有促进骨形成，改善骨显微结构的作用，在治疗 OP 方面表现优异。由于甲状旁腺激素具有促进软骨基质合成，抑制软骨细胞成熟的作用，而 OA 的发病机制中包含软骨细胞的不适当成熟。据此推断，特立帕肽在治疗 OA 方面具有一定的应用前景，有待于进一步研究。

（5）组织蛋白酶 K 抑制剂可防止软骨下骨丢失

组织蛋白酶 K 是一种溶酶体半胱氨酸蛋白酶，被认为在骨再吸收过程中由破骨细胞特异性表达，可以降解多种骨基质蛋白，如 I 型胶原纤维、OPN、骨连接素等；组织蛋白酶 K 抑制剂通过抑制组织蛋白酶 K 减少上述骨基质蛋白的降解，达到提升骨密度、降低骨吸收的目的。近期的动物 OA 实验模型研究显示，组织蛋白酶 K 抑制剂可以防止软骨下骨丢失，对抗软骨退

化及减少骨赘形成，可能具有治疗 OA 的前景。可惜因在临床研究中发现该药增加卒中发生，生产商（美国默沙东公司）宣布停止了该药的研发。

综上所述，OP 与 OA 的关系一直具有争议，但随着分子生物学、遗传学和生物力学等研究的发展，对 OP 和 OA 的共同发病机制有了更深入的了解，发现二者在发病机制上有着共同的通路。近年来许多研究也显示了 OP 的治疗药物对 OA 也具有一定疗效，但是临床证据还不充足。美国 FDA 也曾在针对 OA 治疗的指南中指出，治疗 OP 的药物，虽然应用于 OA 患者具有一定疗效，但是在临床症状及软骨结构的改善方面缺乏明确证据，所以暂时不建议将这些药物应用于 OA 患者的日常治疗，但这些观点对 OA 新药开发方面提供了新的思路和前景，有待今后更广泛、更深入的研究结果。

参考文献

1. Lidgren L.The Bone and Joint Decade and the global economic and healthcare burden of musculoskeletal disease.J Rheumatol Suppl，2003，67：4-5.

2. Kanis J A，Melton L 3rd，Christiansen C，et al.The diagnosis of osteoporosis.J Bone Miner Res，1994，9（8）：1137-1141.

3. 邱贵兴.骨关节炎流行病学和病因学进展.继续教育，2004，19（12）：22.

4. 夏维波.骨质疏松症的现状和防治策略.中国医学前沿杂志（电子版），2015，7（10）：1-3.

5. Hart D J, Mootoosamy I, Doyle D V, et al.The relationship between osteoarthritis and osteoporosis in the general population：The Chingford Study.Ann Rheum Dis, 1994, 53 (3)：158-162.

6. Nevitt M C, Lane N E, Scott J C, et al.Radiographic osteoarthritis of the hip and bone mineral density. The Study of Osteoporotic Fractures Research Group.Arthritis Rheum, 1995, 38 (7)：907-16.

7. Zhang Y, Hannan M T, Chaisson C E, et al.Bone mineral density and risk of incident and progressive radiographic knee osteoarthritis in women：the Framingham Study.J Rheumatol, 2000, 27 (4)：1032-1037.

8. Nevitt M C, Zhang Y, Javaid M K, et al.High systemic bone mineral density increase the risk of incident knee OA and joint space narrowing, but not radiographic progression of existing knee OA：the MOST study.Ann Rheum Dis, 2010, 69 (1)：163-168.

9. Bergink A P, van der Klift M, Hofman A, et al.Osteoarthritis of knee is associated with vertebral and nonvertebral fractures in the elderly：The Rotterdam Study. Arthritis Rheum, 2003, 49 (5)：648-657.

10. Hochberg M C, Lethbridge-Cejku M, Tobin J D.Bone mineral density and osteoarthritis：data from the Baltimore Longitudinal Study of Aging.Osteoarthritis Cartilage, 2004, 12 (S A)：S45-S48.

11. Pacifici R.Estrogen deficiency, T cells and bone loss.Cell Immunol, 2008, 252 (1-2)：68-80.

12. Fernandes J C, Martel-Pelletier J, Pelletier J P.The role of cytokines in

osteoarthritis pathophysiology.Biorheology，2002，39（1-2）：237-246.

13. Blom A B，van der Kraan P M，van den Berg W B.Cytokine targeting in osteoarthritis.Curr Drug Targets，2007，8（2）：283-292.

14. Jiang L S，Zhang Z M，Jiang S D，et al.Differential bone metabolism between postmenopausal women with osteoarthritis and osteoporosis.J Bone Miner Res，2008，23（4）：475-483.

15. Logar D B，Komadina R，Prezelj J，et al.Expression of bone resorption genes in osteoarthritis and in osteoporosis.J Bone Miner Metab，2007，25（4）：219-225.

16. Giner M，Rios M A，Montoya M A，et al.RANKL/OPG in primary cultures of osteoblasts from post-menopausal women.Difference between osteoporotic hip fractures and osteoarthritis.J Steroid Biochem Mol Biol，2009，113（1-2）：46-51.

17. Zhang Z M，Jiang L S，Jiang S D，et al.Osteogenic potential and responsiveness to leptin of mesenchymal stem cells between postmenopausal women with osteoarthritis and osteoporosis.J Orthop Res，2009，27（8）：1067-1073.

18. Geusens P，Dequcker J，Verstraeten A.Age-related blood changes in hip osteoarthritis patients：a possible indicator of bone quality.Ann Rheum Dis，1983，42（1）：112-113.

19. Mansell J P，Bailey A J.Abnormal cancellous bone collagen metabolism in osteoarthritis.J Clin Invest，1998，101（8）：1596-1603.

20. Lloyd M E，Hart D J，Nandra D，et al.Relation between insulin-like growth factor-I concentrations，osteoarthritis，bone density，and fractures in the general population：the Chingford study.Ann Rheum Dis，1996，55（12）：870-874.

中国医学临床百家

21. Morrison N A，Qi J C，Tokita A，et al.Prediction of bone density from vitamin D receptor alleles. Nature，1994，367（6460）：284-287.

22. Brandi M L，Gennari L，Cerinic M M，et al.Genetic markers of osteoarticular disorders：facts and hopes.Arthritis Res，2001，3（5）：270-280.

23. Dequeker J，Aerssens J，Luyten F P. Osteoarthritis and osteoporosis：clinical and research evidence of inverse relationship.Aging Clin Exp Res，2003，15（5）：426-439.

24. 胡建华，黄公怡.骨性关节炎与骨质疏松症骨小梁特性及评价方法研究进展.中华骨科杂志，2001，21（3）：184-186.

25. Parazzini F，Progretto Menopausa Italia Study Group.Menopausal status，hormone replacement therapy use and risk of self-reported physician-diagnosed osteoarthritis in women attending menopause clinics in Italy. Maturitas，2003，46（3）：207-212.

26. Carbone L D，Nevitt M C，Wildy K，et al.The relationship of antiresorptive drug use to structural findings and symptoms of knee osteoarthritis. Arthritis Rheum，2004，50（11）：3516-3525.

27. Karsdal M A，Sondergaard B C，Arnord M，et al.Calcitonin affects both bone and cartilage：a dual action treatment for osteoarthritis？Ann N Y Acad Sci，2007，1117：181-195.

28. Sondergaard B C，Madsen S H，Segovia Silvestre T，et al.Investigation of the direct effects of salmon calcitonin on human osteoarthritic chongdrocytes.BMC Musculoskelet Disorder，2010，11：62.

29. Manicout D H，Azria M，Mindeholm L，et al.Oral salmon calcitonin reduces Lequesne salgofunctional index scores and decreases urinary and serum levels of biomarkers of joint metabolism in knee osteoarthritis. Arthritis Rheum，2006，54（10）：3205-3211.

30. Karsdal M A，Byrjalsen I，Henriksen K，et al.The effect of oral salmon calcitonin delivered with 5 CNAC on bone and cartilage degradation in osteoarthritis patients：a 14 day randomized study.OsteoarthrCartil，2010，18（2）：150-159.

31. Podworny N V，Kandel R A，Renlund R C，et al.Partial chondroprotective effect of zoledronate in a rabbit model of inflammatory arthritis.J Rheumatol，1999，26（9）：1972-1982.

32. Kadri A，Funck Brentano T，Lin H，et al.Inhibition of bone resorption blunts osteoarthritis in mice with hign bone remodeling.Ann Rheum Dis，2010，69（8）：1533-1538.

33. Karsdal M A，Sondergaard B C，Arnord M，et al.Calcitonin affects both bone and cartilage：a dual action treatment for osteoarthritis? Ann N Y Acad Sci，2007，1117：181-195.

34. Buckland-Wright J C，Messent E A，Bingham C O，et al.A 2 year longitudinal radiographic study examining the effect of a bisphosphonate（risedronate）upon subchondral bone loss in osteoarthritis knee patients.Rheumatology，2007，46（2）：257-264.

35. Tat S K，Pelletier J P，Mineau F，et al.Strontium ranelate inhibits key factor affecting bone remodeling in human osteoarthritic subchondral bone osteoblasts. Bone，

2011，49（3）：599-567.

36. Simpson E R，Hilton M J，Tian Y，et al.Teriparatide as a chondroregenerative therapy for injury induced osteoarthritis.Sci Transl Med，2011，3（101）：101ra93.

37. Hayami T，Zhou Y，Wesolowski G A，et al.Inhibition of cathepsin K reduces cartilage degeneration in the anterior cruciate ligament transection rabbit and murine models of osteoarthritis. Bone，2012，50（6）：1250-1259.

38. Murray C J，Vos T，Lozano R，et al. Disability-adjusted life years (DALYs) for 291 diseases and injuries in 21 regions，1990-2010：a systematic analysis for the Global Burden of Disease Study 2010. Lancet，2012，380（9859）：2197-2223.

39. Postler A，Ramos A L，Goronzy J，et al. Prevalence and treatment of hip and knee osteoarthritis in people aged 60 years or older in Germany：an analysis based on health insurance claims data. Clin Interv Aging，2018，13：2339-2349.

（陈 佳 王 茹 邓 微）

骨质疏松症防治——补钙基础篇

95. 充足的钙摄入是骨健康的重要保证

钙是人体内最重要的微量元素之一，它参与一切生命活动过程，人体内的钙主要存在于骨骼和牙齿中（占 98%），决定了骨骼的矿化程度；其余 2% 则分布在血液、细胞外液、肌肉和其他组织，在肌肉收缩、神经兴奋及血液凝固等生理活动中都发挥至关重要的生理作用。

骨骼中的钙作为骨矿物质的重要成分，使骨骼具有一定的强度，同时骨钙也是机体的钙储存库。钙可以在血液及骨骼间进行交换，以维持正常的血钙水平。当机体钙摄入不足时，轻微的低血钙可以刺激甲状旁腺激素（PTH）的分泌，一方面 PTH 可以通过增强肾脏 1-α 羟化酶的活性，生成更多的 $1, 25\text{-}(OH)_2D$ 来增加肠道钙、磷的重吸收；另一方面 PTH 可以直接激活破骨细胞，促进骨吸收，迅速动员骨钙，使血钙维持在正常范围。所以有充足的钙摄入才能保证骨骼中有充足的矿化原料，否则人体将通过"牺牲"骨钙来维持血钙。

骨质疏松症的发生与年轻时峰值骨量的高低及年老时骨丢失的速率密切相关。摄入充足的钙可使个体在 40 岁之前尽量达到遗传允许的峰值骨量。充足的钙摄入也是进入绝经期和老年后预防和治疗骨质疏松症的基本措施，是抗骨质疏松药物发挥作用的基础。任何抗骨质疏松药物都要在具备充足的钙剂和维生素 D 的基础上才能发挥更好的作用。

96. 导致"缺钙"的因素很多

（1）膳食摄入不足

中国人的膳食习惯决定了蔬菜和豆制品是居民膳食钙的主要来源（约占 41%），而实际上乳制品是膳食中钙的主要来源，但中国人乳制品的摄入量一直较低，"不习惯"和"不舒服（对乳糖不耐受）"是中国人喝牛奶少的主要原因。在 IOF 最新公布的世界钙摄入地图（来自：https://www.iofbonehealth.org/facts-and-statistics/calcium-map。）上，中国属于钙摄入不足的国家（每日低于 400mg 元素钙）。

（2）生理需要量增加

1）儿童及青春发育期

骨矿物质含量的增加促使钙需要量增加。在骨的纵向生长停止后，骨的矿化并未最终完成，其后的 10 ～ 15 年骨量还要增加

5% ～ 10%，才能达到峰值骨量。对于儿童和青少年，充足的钙摄入有助于在遗传允许的限度内达到峰值骨量。

2）老年人

由于活动减少、膳食摄入减少及不愿经常出门使得接受日照时间减少，皮肤合成维生素 D 减少。肠道对钙的吸收率及肾脏对钙的重吸收能力均降低。所以，老年人实际吸收入体内的钙量多数不足，一般需额外补充钙剂。中国营养学会推荐大于 50 岁人群膳食钙参考摄入量为 1000mg/d。

3）怀孕及哺乳期

整个孕期胎儿的骨骼发育需要从母体吸收钙 25 ～ 30g，孕期钙的充足对胎儿发育和母体健康是至关重要的。同样，哺乳期妇女对钙的需要量也较非孕期增加，每天从母乳中排出的钙量为 250 ～ 300mg。中国营养学会推荐（表4），孕早期膳食钙参考摄入量为 800mg/d，孕中晚期和乳母的膳食钙参考摄入量为 1000mg/d。

表 4　膳食钙参考摄入量

年龄段	膳食钙参考摄入量（mg/d）
＜ 6 月	200
7 ～ 12 月	250
1 ～ 3 岁	600
4 ～ 6 岁	800
7 ～ 10 岁	1000

续表

年龄段	膳食钙参考摄入量（mg/d）
11 ～ 13 岁	1200
14 ～ 17 岁	1000
18 ～ 49 岁	800
＞ 50 岁	1000
孕早期	800
孕中晚期、哺乳期	1000

（3）疾病、手术

长期慢性腹泻、炎症性肠病、萎缩性胃炎及进行了胃的部分切除手术和因治疗肥胖、糖尿病接受代谢手术的患者胃酸分泌减少，钙的吸收也相应减少。

（4）影响钙吸收的食物和药物

植物性食物（如菠菜、香菜、坚果、茶、胡椒）含较多草酸、植酸，膳食纤维与肠道钙结合形成不溶性钙盐，会影响钙的吸收；脂肪消化不良时，脂肪酸可与肠道钙形成钙皂而从肠道排出；摄入钙磷比例不合理的食物（最佳比例 2：1）时也会降低钙的吸收率；碱性药物小苏打、黄连素、四环素等，抑制胃酸分泌的药物（如质子泵抑制剂等）也可以影响肠道钙的吸收。

骨质疏松症防治——补钙纠结篇

97. 膳食巧补钙

中国预防医学科学院营养与食品卫生研究所进行的第三次全国居民营养状况调查结果显示：钙是目前中国居民最缺乏的营养素，城市居民每日膳食钙摄入仅占推荐摄入量（RNI，是可以满足某一特定性别、年龄及生理状况群体中97%～98%个体需要量的摄入水平，是个体摄入营养素的目标值）的45.7%，农村居民每日膳食钙摄入仅占RNI的37.7%。针对中国人膳食中摄取钙普遍不足的现象，应积极调整膳食结构，多进食含钙丰富的食物，如乳类和乳制品、蛋类、贝壳类、绿叶蔬菜、大豆和豆制品等，其中乳类及乳制品是钙的最佳来源且易被吸收。经加工的鱼制品、鱼骨也是含钙丰富的食品，还有虾皮、豆制品、芝麻酱等，均可弥补膳食中钙含量不足的缺陷。值得注意的是，很多人错误地将豆浆和骨头汤视为"补钙佳品"，其实豆浆的含钙量仅是同样体积牛奶的 1/6，而骨头汤不仅含钙量极少且含很多脂肪（1000mL 的骨头汤里约含元素钙 20mg），反而增加总热量摄入并可能升高血脂。综上所述，膳食中补钙需要知晓食物的钙含量、影响钙吸收的因素等，做到科学、合理地补钙（表 5）。

表5 常见食物提供 300mg 钙需要摄入的量（g）

食物名称	摄入量	食物名称	摄入量
芝麻酱	25.6	豆腐（北）	217.4
虾皮	30.3	咸鸭蛋	254.2
榛子（炒）	36.8	酸奶	254.2
奶酪（干酪）	37.5	豆腐（南）	258.6
豆腐干（卤干）	41.0	油菜	277.8
黑白芝麻	43.5	豌豆	283
全脂奶粉	49.2	牛奶	288.5
海米	54.1	空心菜	303
河虾	92.3	小白菜	333.3
千张	95.8	腐竹	389.6
花生仁（炒）	105.6	大白菜	600
紫菜（干）	113.6	馒头	1500
黑木耳（干）	121.5	豆腐（内脂）	1764.7
海带（水发）	124.5	大米	2142
芥菜（雪里蕻）	130.4	豆浆	3000
豆腐丝	147.1	肉	5000
黄豆/大豆（干）	157.1	——	——

注：表中数据根据《中国食物成分表2002》测算，其他常见食物提供300mg钙一般需要1.5kg以上的原食物。

98. 虽然"食补胜过药补"，但仅靠"食补"多数中国人的钙摄入还是不足

人体每天需要多少钙呢？2013 版中国居民膳食营养素参考摄入量建议，成人每日钙推荐摄入量为 800mg（元素钙），50 岁及以上人群每日钙推荐摄入量为 1000 ～ 1200mg。营养调查显示，中国居民每日膳食约摄入元素钙为 400mg，所以中国人膳食摄入的钙距离推荐的钙摄入存在 400 ～ 800mg/d 的缺口。为了保证足量的钙摄入，除了改善膳食结构外，最现实的做法就是每日补充含 400 ～ 800mg 元素钙的钙剂。

99. 注意"钙剂"的选择

迄今钙制剂共有 500 多种，其中药品钙制剂 300 余种，保健食品钙制剂 200 余种。剂型有 15 种，新剂型有咀嚼片、泡腾片、干糖浆等。在选择钙剂时要注意以下要点：

（1）注意每片钙剂的元素钙含量（表 6），以保证钙的合理摄入

在钙剂中含钙量最高的是碳酸钙（40%），且安全、有效，特别具有价格便宜的经济学优点，是最为常用的补钙制剂，是首选的补钙类型。元素钙含量最低的是葡萄糖酸钙（9%）。

（2）看吸收率

目前除 L- 苏糖酸钙的吸收率可达 95% 外，其余各种补钙产品经肠吸收率均为 30% ～ 40%。有一些新产品，如将钙与类似

胃酸作用的有机丁酸、丙酸、类糖或天门冬氨酸结合，提高了钙吸收率和利用率，而不良反应大大减少。蛋白质被消化成氨基酸，加入赖、色、精、亮、组等氨基酸与钙形成可溶性钙，可促进钙的吸收。

表6　常见钙剂类型及特点

常见钙剂类型	元素钙含量	特点
碳酸钙（片剂、颗粒剂、咀嚼片）	40%	含钙量高，生物利用度尚可，价格便宜，应作为各种人群补钙首选
醋酸钙（片、胶囊、颗粒剂）	25.34%	
枸橼酸钙（片、咀嚼片、含嚼片、颗粒剂）	21.08%	使尿液呈碱性，不利于肾结石形成，更适合于肾结石患者，缺点是可能增加铝的吸收
苏糖酸钙（片）	13%	吸收率高，但含钙量较低且价格昂贵
葡萄糖酸钙（片、含片、口服液、注射液）	9%	吸收率高，但含钙量较低且价格昂贵
乳酸钙（片）	13%	
维生素C钙（片）	9%	
磷酸氢钙（片）	23%	
泛酸钙（片）	8%	

（3）看酸碱性

枸橼酸钙虽然元素钙含量稍低（21%），但它的溶解可以不依赖于胃酸，可用于胃酸缺乏的患者补钙；枸橼酸钙近中性，对胃肠道刺激小；其结合磷的能力同碳酸钙。口服枸橼酸钙，可以提高尿液 pH，尿枸橼酸浓度的增加可降低肾结石形成的风险，更适合于肾结石患者。枸橼酸钙的缺点是如果与氢氧化铝合用，可能增加铝的吸收。

100. 维持正常或较高的钙摄入水平有助于降低肾结石的发病风险

肾结石的形成不仅与遗传因素、环境因素有关，还会受到膳食因素的影响。动物蛋白、果糖、钠摄入过多，以及钾、钙、液体摄入过少，都可能增加肾结石的患病风险。由于 74% 的肾结石是草酸钙结石，临床医生和人们常有误解，认为预防肾结石的发生和复发需要减少膳食钙的摄入量。由于乳制品是膳食钙的主要来源，因此部分肾结石患者不敢摄入包括乳制品在内的高钙食物。

关于钙剂补充与肾结石发病风险关系曾有争议，但这些研究在研究设计、人群的选择、依从性等方面存在明显的局限与缺陷，影响了研究结果的真实性、科学性和推广价值。目前，膳食钙摄入量与肾结石发病风险关系的研究结论基本趋于一致，即维持正常或较高的钙摄入水平有助于降低肾结石的发病风险。

早在 1993 年，CurhanGC 等人报告了一项涉及 45 619 例 40 ~ 75 岁男性的前瞻性研究，发现膳食钙摄入与肾结石发病风险间存在着负相关关系（$P < 0.001$），钙摄入量最多的人

（≥ 1050mg/d）发病风险降低了 34%。另一项前瞻性研究也得出了相似的结论，对于 60 岁以下男性，钙摄入量最高者（中位数 1194mg/d）与最低者（中位数 503mg/d）相比，其患肾结石的风险比为 0.69（95%CI：0.56 ～ 0.87，P=0.01）。在女性中的研究结果也表明，大量的乳制品摄入能保证充足的膳食钙供应，减少患肾结石的风险。CurhanGC 等人分析了在 Nurses' Health Study I 中 91 731 例 34 ～ 59 岁女性的数据，发现膳食钙摄入与肾结石风险间呈负相关关系，摄入量最高（＞ 1098mg/d）组与最低（＜ 488mg/d）组相比，肾结石相对风险为 0.65（95%CI：0.50 ～ 0.83）。此后这一团队继续研究了在 Nurses' Health Study II 中近 10 万例较年轻（27 ～ 44 周岁）、无相关病史女性的膳食数据，发现较高的膳食钙摄入水平能降低肾结石的发病风险（P=0.007），钙摄入最高（≥ 1129mg/d）组与最低（≤ 626mg/d）组相比，患肾结石的相对风险为 0.73（95%CI：0.59 ～ 0.90）。这些研究的一致结论是：相比欧美国家居民的正常钙摄入量（＞1000mg/d），低钙膳食（＜ 600mg/d）会带来更高的肾结石风险。值得注意的是，以上几项大型研究中钙的摄入量均没有超过推荐剂量，即研究结果证明适量的钙摄入是安全的。

一项荟萃分析总结了 17 项有关钙补充剂与肾结石风险的研究，其中 16 项研究均证明服用钙补充剂不会增加患肾结石的风险（钙补充剂量为 500 ～ 2000mg/d），而 WHI（Women's Health Initiative）研究是唯一的例外。该研究纳入了 36 282 例绝经后女性（50～79岁），研究人员将受试者随机分配至两组，采用双盲设计，试验组服用钙补充剂（碳酸钙500mg+维生素$D_3$200IU/片），对照组服用安慰剂。7年的随访结果显示，肾结石在试验组和对照组分别发生了449例和381例，两组的肾结石风险比为1.17（95%CI：1.02～1.34）。尽管如此，研究者认为需要注意的是，肾结石发生率在钙补充剂组18 176例受试者中为2.47%（449例），而安慰剂组18 106例受试者中为2.10%（381例），均远低于美国人可能发生肾结石的比率12%（按年发生率计算，补充钙剂组肾结石年发生率为0.35%，而安慰剂组为0.30%，低于北美洲和欧洲人肾结石年发生率0.50%），实际上该研究也证实了提高钙摄入量可以减少肾结石发生率的科学论断。

在解读上述研究结果时需要注意研究本身存在的问题：WHI研究的主要目的是考察钙补充剂对骨骼的影响，是否出现肾结石是由受试者自己报告，而报告数比实际平均发生率明显偏高，没有经过有效的检查来确认；WHI研究受试者的整体BMI偏高（平均值为29），而肥胖会增加患肾结石的风险；此外，受试者在服用钙补充剂之前的日常膳食钙摄入水平普遍较高（平均为1150mg/d），在高钙膳食的基础上额外再增加钙补充剂，有可能造成肾结石风险的增加。在Nurses' Health Study I研究中造成钙补充剂组肾结石风险升高的原因可能如下：①钙补充剂组平均每日钙摄入量为（2148±654）mg，远远超出推荐剂量；② 67%的受试者未在进餐时服用钙补充剂，以致钙没有机会在食物中和消化道中与草酸充分结合，造成更多的草酸和钙被吸收进血、尿中，更容易形成草酸钙结晶。所以，在这种情况下服用钙补充剂几乎不会产生有益效果，甚至还可能增加结石风险。

在肾结石患者中进行的研究结果也与此结论一致。一项随机设计实验以 120 名患高尿钙及复发性草酸钙结石的男性为对象，跟踪 5 年后发现，正常钙膳食组中有 12 人肾结石复发，而低钙组中却有 23 人复发。一项对高尿钙患者进行的前瞻性流行病学研究结果显示，限制膳食钙摄入量使结石形成的发生率增加 10%。因此，对于肾结石患者是否使用钙补充剂应该充分评估膳食中已有的钙含量，使总的钙摄入量达到每日 800 ～ 1200mg，并注意在餐时服用钙补充剂，定期复查 24 小时尿钙和泌尿系超声，在医生指导和监测下进行科学补钙，一般不会升高泌尿系结石的风险。

另外，要注意影响肾结石形成的其他因素，如食物和药物中改善症状的非甾类消炎止痛药物、特异性的膳食中高钠和高蔗糖是形成肾结石的危险因素，而高钾饮食和更多的液体摄入则为肾结石的保护因素。

101. 维持正常钙摄入水平不会增加心血管事件风险

钙补充剂与心血管疾病风险的关系曾有争议，钙过量可能使组织钙化、影响其他必需矿物质的生物利用率等。Bolland 等于

2010 年在《英国医学杂志》上发表的荟萃分析结果显示，单纯补充钙剂的人群心肌梗死风险明显增加，笔者提出应重新评价补钙在骨质疏松症防治中的作用。但在这项荟萃分析中没有一项入选的研究是将心血管结局作为观察的主要终点，也未事先将其规定为次要终点；另外，关于心血管事件的认定是通过个人或家庭的自我报告、住院记录或死亡证明而来，而不是以标准化方式进行收集。因此，数据分析可能存在相当程度的偏差。值得特别注意的是，该荟萃分析纳入的临床研究中的受试者，每日总的钙摄入量接近 2400mg（包括膳食钙摄入量加上钙补充剂的剂量），这个水平远远高于目前中国营养学会推荐的中国居民每日钙适宜摄入量（成人 800mg/d，50 岁以上老年人 1000mg/d），且超出了人体通常补钙的可耐受最高摄入量（2000mg/d）。据中国 2002 年的全国膳食调查结果显示，中国居民每日钙的平均摄入量在 388.8mg/d，还不到每日推荐摄入量的一半，所以适量补充钙对中国人的健康是十分重要的。

目前，钙补充剂与心血管疾病风险关系的研究结论基本趋于一致，即维持正常钙摄入水平不增加心血管事件风险。一项为期 9.5 年的观察性研究评估了单独使用钙补充剂和动脉粥样硬化的关系，结果发现钙补充剂治疗与心力衰竭致死事件明显减少有关（$P=0.040$）；另外，对于基线时患有动脉粥样硬化性血管疾病的患者而言，服用钙补充剂与 5 年的住院和死亡风险显著降低有关（$P=0.005$）。在一项关于钙和维生素 D 补充剂在预防心血管疾病的系统性回顾中，得出与上述研究相似的结果。这个系统性回顾包括：① 4 项单独服用钙补充剂的随机对照临床研究：来自美国一项 930 例男性和女性参加的长达 4 年的研究中，治疗组（钙补充剂 1200mg/d）和安慰剂对照组因心脏疾病而住院的比例相似；澳大利亚一项由 1460 例女性受试者参加的研究发现，在治疗组（钙补充剂 1200mg/d）和安慰剂对照组冠心病的发生率相似；在新西兰一项 1471 例健康绝经后妇女参与的研究中，连续 5 年每人每天服用 1000mg 柠檬酸钙或安慰剂，心血管疾病的复合终点（含心肌梗死、卒中、猝死）多见于服用钙补充剂的治疗组，但加上全国数据库中未报道的事件后，上述结果不再具有统计学意义；新西兰另一项 323 例男性参加的研究发现，当钙补充剂治疗组与安慰剂对照组相比较，可见治疗组有更多自我报告的复合心血管事件，由于事件发生率较低，未见统计学意义。②两项联合应用钙补充剂和维生素 D 的随机对照临床研究。在法国的一项多中心临床研究中，192 例维生素 D 缺乏的老年妇女随机给予 1000mg/d 碳酸钙 +800IU 维生素 D 或者安慰剂治疗 1 年，结果发现两组心血管事件发生率相似；在 WHI 研究中，36 282 例绝经后妇女连续 7 年给予 1000mg/d 钙补充剂 +400IU 维生素 D 或者安慰剂，没有发现增加心血管疾病的发生风险。系统性回顾地分析了针对原为健康人群的前瞻性研究结果，得出相同结论即钙补充剂不增加心血管事件的发生风险。

综上所述，到目前为止，绝大多数关于钙补充剂（单独或者联合维生素 D 应用）的随机、安慰剂对照临床实验并未显示有明显增加心血管疾病的风险。钙剂和维生素 D 的使用依然是骨质疏松预防和治疗的重要基础。

102. 服用钙剂有技巧

（1）钙剂分次服用吸收率大于单次大剂量服用

钙吸收的位置主要在小肠，当肠钙浓度较低时（＜ 200mg/d），在肠黏膜 Ca^{2+}-ATP 酶及活性维生素 D 的作用下，主动将 Ca^{2+} 从肠黏膜细胞外转运至细胞膜内，特点是消耗能量，可饱和。当摄入钙量过多时，主动转运已饱和，即以被动扩散方式按浓度梯度扩散机制转运。上述两种吸收方式中以主动吸收为主，被动吸收为辅。摄入 400mg 以上时，钙可吸收 25%；摄入 300 ～ 400mg 时，钙可吸收 35%；摄入量在 150mg 以下时，钙可吸收 50%。将每天剂量分成几次，并在等间隔时间服用，是增加钙的吸收和效果的良好方法。每天补充的钙剂如一次给予，效果只能维持几小时，以分次（两次或以上）补钙可更有效抑制甲状旁腺激素分泌，增加游离钙浓度。

（2）不同种类的口服钙补充剂吸收不同

口服钙补充剂中，除 L- 苏糖酸钙的吸收率可达 95% 外，其余各种补钙产品经肠吸收率仅为 30% ～ 40%。服用时间：胃肠道的 pH 对钙的吸收也有影响，大部分钙盐的吸收均需胃酸解离，服钙剂最佳时间是进餐时。

（3）多晒阳光

维生素 D 可以促进钙吸收，人体维生素 D 的需要量的 80% ～ 100% 是由皮肤在阳光中紫外线作用下合成提供的。

（4）适当运动

运动能够促进血液循环和神经体液的调节，有利于血钙向骨内的输送，使骨组织利用血钙的能力增强。

（5）摄入必要的蛋白质膳食

西方人膳食中蛋白质较多，肠净钙吸收率为 30% ～ 60%，但蛋白质和盐的摄入量过高、大量饮用咖啡又会促使尿钙排出增多。

（6）影响钙吸收的药物

含铝制剂、苯巴比妥、苯妥英钠、庆大霉素、四环素类、某些喹诺酮类药物可减少钙剂吸收。植物性食物含植酸较多，可与钙结合，影响钙吸收。钙摄入过多还会导致消化不良和便秘，并且会影响铁剂和甲状腺素的吸收，因此钙剂应当和这些药物错开时间服用。

103. 治疗骨质疏松症，仅仅补钙是不够的

补钙是防治骨质疏松症的基础措施。多项研究表明，钙剂补充可以增加全身骨的骨密度，延缓绝经后女性的骨丢失。一项研究对 316 例女性（平均年龄 73.1 岁）及 122 例男性（平均年

龄 75.9 岁）观察 4 年发现，补钙 750mg/d 对延缓老年人骨密度下降、预防继发性甲状旁腺功能亢进和抑制骨转换有效。一项研究荟萃了 15 个临床研究，累计个体 1806 例，平均观察 1.4 年，结果表明补钙后髋骨、桡骨远端 1/3、全身骨密度均明显增加（$P \leqslant 0.03$），骨折相对危险性有下降趋势，但无统计学意义，腰椎骨密度的增加无统计学意义。一级预防和二级预防 2 年后腰椎骨密度增加 1.6% 和 2.0% 以上；二级预防时，脊椎骨折相对危险性有降低趋势，但无统计学意义。单纯补钙可以使除腰椎以外的全身骨密度增加，但对骨折相对危险性的降低无统计学意义。所以，"基础"是重要的、不可缺少的，但"基础"不是全部和唯一，基础措施的适用范围包括骨质疏松的一级预防和二级预防、骨质疏松药物的治疗和康复期间。更有效的抗骨质疏松治疗，应该是在合理补充钙剂和维生素 D 的基础上，应用抗骨质疏松药物。(详见骨质疏松症的治疗章节)

104. 维生素 D 与骨健康密切相关

维生素 D 是一种防治骨质疏松症的基础用药。它在骨吸收和骨形成代谢过程中起双向作用，一方面，促进肠钙吸收，提高血钙浓度，调节骨细胞的分化和活性，促进骨形成；另一方面，增加破骨细胞数量，并促进破骨细胞分化、成熟和骨吸收。维生素 D 缺乏时，肠道对钙的吸收不足 10%。另外，维生素 D 的不足或缺乏可导致继发性甲状旁腺功能亢进症。不同维生素 D 水平对骨健康的影响详见表 7。

表 7 维生素 D 营养情况和对骨健康的影响

定义	25-(OH) D 水平 (nmol/L)	对骨健康影响
维生素 D 缺乏	< 25	矿化缺陷
维生素 D 不足	< 50	升高骨转换指标 / PTH
维生素 D 充足	50 ～ 75	对骨转换指标 / PTH 中性、降低骨折跌倒和死亡率
	≥ 75	易跌倒老年人理想水平
维生素 D 过量	> 125	可能有不良影响

注：25nmol/L=10ng/mL。

105. 维生素 D 治疗骨质疏松症的作用主要包括促进骨形成和增强骨骼肌肌力

户外活动的减少、维生素 D 摄入减少及肾脏合成能力下降所导致的维生素 D 缺乏是老年人原发性骨质疏松症的重要原因。

一项荟萃总结 25 个临床实验，累计分析 4017 例患者并观察 1 ～ 5 年发现，补充维生素 D 可使维生素 D 治疗组椎体骨折发生相对危险性减少 37%（$P \leqslant 0.01$），非椎体骨折发生相对危险性有减少趋势，但无统计学意义，同时总体骨密度增加。但另一项研究针对 79 对同卵双生绝经后女性（平均年龄 58.7 岁）2 年后显示，口服维生素 D800IU 对其骨密度和骨代谢指标无影响，因而认为对于 70 岁以下的绝经后女性单纯补充维生素 D 治疗不能防治骨质疏松症。Meyer 等也发现补充维生素 D10μg/d 两年，可以增加护理中心老人血清中 25-（OH）D 浓度，但不能预防骨折。单纯补充维生素 D 可以使椎体骨折发生的相对危险性下降，总体骨密度增加。因此补钙基础上需要联合补充维生素 D。

106. 维生素 D 缺乏或不足广泛存在

影响维生素 D 营养状况的因素有纬度、季节、年龄、性别、种族、肤色、服装、文化习俗、膳食营养和生活条件等。赤道地区比接近两极的地区每年有更多的阳光紫外线照射，因此接近赤道地区居民维生素 D 营养状况较好。北纬 35°以上地区冬季的太阳光入射角太小，太阳光斜射穿越大气层比夏季太阳光直射长，冬季臭氧层吸收紫外线程度大，绝大多数紫外线 B 被臭氧层吸收，皮肤制造维生素 D 的功能降低，甚至为零。

除了纬度以外，其他因素也起着较大作用。例如，在天气炎热光照强时，为了避开强烈阳光而久留在室内，外出时涂抹防晒霜及使用遮阳工具，造成夏季维生素 D 水平也并未显著提高，有的甚至更低。深色皮肤具有较高抵挡紫外线能力，导致皮肤合成维生素 D 较少。

维生素 D 不足的高危人群是新生儿、婴幼儿、孕妇乳母、老年人等。老年人皮肤合成维生素 D 功能下降，且老年人常在室内活动，因此，老年人维生素 D 缺乏更常见、更严重。老年人、孕妇、乳母限制户外活动会进一步减少阳光紫外线照射的时间和剂量，降低皮肤合成维生素 D 的量。城市居民通常在室内

工作且城市空气污染影响紫外线照射，与农村相比，其维生素 D
水平低下。

综上所述，由于饮食习惯、地理纬度、室内工作、空气污染
等均使中国人维生素 D 不足或缺乏的患病率较高。因此有必要
应用维生素 D 补充剂。

107. 补充维生素 D 势在必行

流行病学研究显示，维生素 D 不足的发生率为 30% ～
50%，全球近 10 亿人维生素 D 缺乏或不足（缺乏和不足的定义
见表 7）。维生素 D 被吸收入血后与维生素 D 结合蛋白结合，随
后被运输到肝脏。在肝脏，维生素 D 经 25- 羟化酶（CYP27A1）
羟化后转化为 25-（OH）D，后者是维生素 D 在循环中的主要存
在形式，是反映维生素 D 营养状况的唯一指标，通常以血清 25-
（OH）D 浓度评估个体维生素 D 营养情况并监测对于维生素 D
补充的反应。25-（OH）D 与维生素 D 结合蛋白结合进入血液循
环，并在肾脏 1α- 羟化酶（CYP27B1）催化下生成活性代谢产物 1，
25-（OH）$_2$D。

欧美社区老人的调查显示，有 40% ～ 100% 的人存在维生
素 D 缺乏，14 ～ 19 岁人群的调查显示维生素 D 缺乏的比例也
高达 42%。2010 年发表的上海地区人群维生素 D 状态研究选择
25-（OH）D ≤ 12ng/mL、≤ 20ng/mL 和 ≤ 30ng/mL 等不同测定
值计算低维生素 D 状态，结果 2607 例受试者年龄 20 ～ 102 岁，

平均年龄（60.4±20.9）岁，其中男性 1150 例（44.42%），女性 1449 例（55.58%），血清 25-（OH）D 平均值为（17.96±6.43）ng/mL，维生素 D 缺乏或不足的发生率分别为 20.85%、32.45%、66.12% 和 97.36%。2012 年北京市老年男性维生素 D 严重缺乏、缺乏、不足、充足的比例分别为 23.4%、56.6%、18.4%、1.6%。上海市 1695 例妊娠女性的横断面研究显示：＞90.5% 的孕妇维生素 D 水平低于 30ng/mL。由此可见，中国居民维生素 D 缺乏十分普遍，所以补充维生素 D 势在必行。

接受日光照射和进食富含维生素 D 的食物是人类获得维生素 D 的自然方式，人体维生素 D 需要量的 80%～100% 是由皮肤合成提供的，但不是所有的紫外线都能使皮肤 7- 脱氢胆固醇合成为维生素 D，只有波长 290～315nm 的紫外线 B 才能有效合成维生素 D。在目前自然条件下（尤其是居住在纬度较高的地区、有空气污染的地区和较少户外活动的人群中）很难获得充足的维生素 D。富含维生素 D 的天然食物不多，除了母乳、蛋黄、动物肝脏（如鱼肝油）和富含脂肪的海鱼（如野生三文鱼）、晒干的蘑菇等外，其他食物含维生素 D 量极少，植物性食物几乎不含维生素 D。但要获得 600～1000IU 的维生素 D_3 需进食约野生三文鱼 100g 或干蘑菇 50g，这是日常饮食很难持续做到的。上述流行性调查研究结果充分说明这一问题。因此，晒太阳是必要的，但仅靠"晒太阳"和"食补"很难达到充足的维生素 D 水平。更现实的方式是积极主动补充普通维生素 D（动物来源的是维生

素 D_3，植物来源的是维生素 D_2）。

108. 维生素 D 应该这样补充

2011 年美国医学会（IOM）依据骨骼健康所需，制定了维生素 D 的推荐每日摄入量，建议不足 1 岁的婴儿每日推荐摄入量为 400IU，＞1 岁的幼儿、儿童及＜70 岁的成人每日推荐摄入量为 600IU，＞70 岁的老年人每日推荐摄入量为 800IU。而美国内分泌协会（ES）提出的《临床实践指南》则建议不足 1 岁的婴儿的每日需要量为 400～1000IU，1 岁以上的幼儿及儿童每日需要量为每日 600～1000IU，≥19 岁的成年人需要量为每日 1500～2000IU。欧洲骨质疏松症和骨关节炎临床和经济学会（ESCEO）推荐将 50nmol/L（20ng/mL）作为骨质疏松症患者血清 25-（OH）D 最低浓度标准，以确保最佳的骨骼健康，低于此水平时则建议每日补充维生素 $D_3$800～1000IU，每天 10 000IU 为补充维生素 D_3 的上限。一般老年人推荐剂量为 400～800IU，治疗骨质疏松症时剂量可为 800～1200IU（目前国内销售的钙剂和维生素 D 复合制剂中维生素 D 含量普遍偏少）。关于维生素 D 与骨折的分析提示：维生素 D 减少非椎体骨折呈剂量依赖性，维生素 D（700～800IU/d）可以减少髋部骨折风险，低剂量维生素 D（400IU/d）不能减少髋部骨折风险。

最常见的两种维生素 D 制剂是麦角骨化醇（维生素 D_2）和胆钙化醇（维生素 D_3）。研究表明，胆钙化醇增加血清 25-（OH）D

浓度的作用强于麦角骨化醇，建议尽可能的补充胆钙化醇（维生素 D_3）。骨化三醇是维生素 D 的活性代谢产物，在临床实践中不建议将骨化三醇作为常规的维生素 D 补充制剂，但是对于慢性肾病引起的继发性甲状旁腺功能亢进的预防和治疗，需要应用骨化三醇和其他维生素 D 类似物来治疗。服用多少剂量维生素 D 可以引起毒性反应目前还不是很清楚，美国科学技术协会在 1997 年曾界定安全服用维生素 D 的上限为 2000IU/d，而较新的数据表明，10 000IU/d 的剂量连续 5 个月都不会引起毒性反应，过量的维生素 D，特别是同时联合钙剂补充可能会引起高血钙、高尿钙及肾结石。因此，足量、适宜的维生素 D 补充非常重要，建议定期监测血 25-（OH）D 水平和血钙、24 小时尿钙和泌尿系超声，应根据化验结果酌情调整钙剂和维生素 D 剂量。

109. 运动与骨健康

运动可以帮助达到峰值骨量，身体活动和锻炼对骨增加了机械力量，刺激了骨形成，增加肌肉力量，有利于老年人保持正确的身体姿势，降低跌倒和骨折风险，达到生活独立性和增加生活质量。运动能够不断地刺激骨组织，促进血液循环和神经体液的调节，有利于血钙向骨内的输送，使骨组织利用血钙的能力增强。在骨重建过程中，其形状、骨量及内部结构的变化取决于力学环境的需要，控制这些变化的主要因素是生物力学因素的外力作用。机械负荷一直被认为是调节骨代谢和重建的重要因素，所以通过以作用力和反作用力为主要因子的运动疗法是治疗骨质疏松的一种关键手段。不同的运动均具有一定的成骨效应，这种积极作用与运动项目特点、强度及运动量密切相关。

110. 骨质疏松症患者运动的技巧

骨质疏松症运动处方的制定应遵循以下 4 个原则：①特殊化及个人化原则；②超负荷及循序渐进原则；③持之以恒原则；④医务监督原则。

在综合相关研究的基础上，不同类型运动预防骨质疏松症的特点及干预效果见表 8。

表 8　不同类型运动预防骨质疏松症的特点及干预效果

	适用人群	特点	推荐项目	防治效果	作用部位
有氧运动	各类人群	运动强度适中，运动项目丰富，难度低，执行率高，不易受伤	骨质疏松症患者：步行、快走、自行车、广场舞等	较弱，生理范围内效果与运动负荷成正比	腰椎、股骨颈、跟骨等
渐进抗阻训练	正常人群，轻度骨质疏松人群	需器械，易出现肌肉损伤，执行率低，难度大	核心肌群训练，局部抗阻训练	较强	股骨颈、腰椎、大转子等
冲击性运动	正常人群，轻度骨质疏松人群	以跳跃性项目为主，形式多样，效果强，但较难掌控	跳绳、踏板操、单足跳等	强	髋部、股骨、胫骨股骨颈、大转子等

续表

	适用人群	特点	推荐项目	防治效果	作用部位
负重运动	具备一定运动基础的人群，不适于骨质疏松人群	容易出现过度运动，形成积累行疲劳，但效果显著	负重蹲起、负重跑、负重踏步等	强	腰椎、股骨颈、大转子、胫骨、跟骨等
民族传统健身运动	各类人群	种类丰富，极少出现运动损伤，具有养生保健功效	太极拳、五禽戏、八段锦、易筋经	较强	桡骨、尺骨远端、腰椎骨等
组合式运动	各类人群	运动方式多样化，可根据个人情况选择最优方案	有氧＋抗阻训练，太极＋抗阻训练	强	腰椎、股骨颈、大转子、胫骨、跟骨等
震动训练	各类人群	仪器要求高，负荷强度可控性高，普及率较低	站姿全身震动训练等	强	腰椎、股骨颈等

推荐项目主要分为三类：A类（有氧运动），如步行、快走、慢跑、自行车；B类（阻抗运动），如踏板操、单足站立、低强度阻抗训练（弹力带）；C类（组合运动），如太极、八段锦、五禽戏、太极柔力球。

（1）初级阶段（第1～第3个月）对应人群

长期静坐、无锻炼经验、体质较差者，或骨质疏松症患者。该阶段持续时间视个体情况而定，具体方案根据个人爱好选择以下两种方式之一：①从 AB 类中各选一项，每周 3 天，每次 20 ～ 40 分钟；② C 类每周 4 ～ 6 天，每天运动 30 ～ 60 分钟，若配合 AB 类运动时适当减少时间，心率控制在 50% ～ 65% 最大心率。

（2）中级阶段（第 4 ～第 9 个月）对应人群

完成初级阶段或有锻炼习惯的人群，或骨量流失停止或减缓的骨质疏松症患者。具体方案根据个人爱好选择以下两种方式之一：①从 AB 类中各选一项，每周 3 天，每次 30 ～ 45 分钟；② C 类每周 5 ～ 6 天，每天运动 40 ～ 60 分钟，若配合 AB 类运动时适当减少时间，心率控制在 55% ～ 75% 最大心率。

（3）高级阶段（第 10 ～第 12 个月）对应人群

完成中级阶段或有一定运动基础并体质良好，或骨密度增加、骨量不再减少的骨质疏松症患者。具体方案根据个人爱好选择以下两种方式之一：①从 AB 类中各选一项，每周 4 天，每次 30 ～ 45 分钟；② C 类每周 6 天，每天运动 40 ～ 70 分钟，若配合 AB 类运动时适当减少时间，心率控制在 60% ～ 80% 最大心率。

对于运动频率对骨密度的影响，Wolfgang Kemmler 最近的研究发现，每周需要至少 2 次（2.28±0.40）运动才能对骨密度产生积极影响。

运动前需要进行体检确定是否适宜上述运动项目，每次运动以不产生疲劳或轻度疲劳为宜，每次运动前后各做 10 分钟的热身运动及放松运动。应根据自身情况选择相应阶段并确定目标心率及运动时间和种类，逐步进行。初级阶段由专业人士指导，每周至少一次会谈（面谈或其他形式的交流皆可），每月进行健康教育及评估，达标后可加入下一阶段的训练。

111. 向骨质疏松症患者推荐的运动项目——太极拳

力量和耐力性训练可增加骨密度，尤其是负重的锻炼最为有利，但骨质疏松症患者的生理特点并不适应高强度的运动方式。太极拳在中国已有悠久历史，其功法不仅注重每一个动作的幅度、方向变化、用力顺序、节奏韵律及肢体间的协调配合，同时，它还注重每个动作的用意，并通过对动作用意的关注来达到思想意识的集中，从而通过控制呼吸来最终达到以气带力，气贯神注的强身健体效果。太极拳训练不但能使患者身体的局部得到较好的运动治疗，同时能使全身都得到锻炼。由于太极拳运动复杂，肌肉对腰椎的牵拉力强烈，尤其太极拳推手运动是在对抗中进行，腰椎同时还能受到因对抗产生的强烈外力作用，使相应的骨骼尤其腰椎骨（因为整个运动腰为主宰）能受到多种多方位足够的运动负荷，从而得到足够的适应性改变。

2008 年一项系统回顾分析了太极拳对骨质疏松症的影响，分析 5 个随机对照研究和 2 个临床对照研究，其中 1 项针对绝经后女性的 RCT 研究发现太极拳锻炼与静坐生活方式者相比骨密度的丢失更少，而另外 2 项 RCT 研究发现太极拳锻炼与其他体育活动及补充钙剂相比骨密度变化无显著差异，对于老年绝经女性，太极拳与普通阻力运动相比孰优孰劣尚无定论。2016 年另一项研究系统回顾了太极拳对绝经前和绝经后女性的骨健康影响共荟萃了 11 篇论著中的 10 个临床研究，其中 6 项结果提示太极拳对骨健康有益，在绝经前和绝经后的女性当中，进行太极拳锻炼者与无干预者相比，椎体骨密度有显著性改善，但在有钙剂补充的人群当中，椎体骨密度在两组之间无明显差异。有研究指出练习太极运动有助于身体的平衡性、增强肌肉力量和预防摔倒，而骨质疏松很大的风险是与之相伴随的肌少症和跌倒。将来对太极进行临床研究时可能更应将侧重点放在平衡性、预防摔倒及与摔倒相关性的骨折等研究中。

太极拳运动能量消耗低，运动能量消耗可通过架势高低来调节，近似圆弧的运动轨迹降低了关节的剪切力，这些运动特点使太极拳更适合骨质疏松人群。不断地做不定向圆弧式动作，能使关节周围肌肉和韧带得到良好的锻炼，是骨质疏松症患者最佳的运动选择之一。

112. 骨质疏松症患者运动处方的新型辅助工具——体感游戏

体感游戏（Motion Sensing Game）顾名思义是用身体去感受的电子游戏。突破以往单纯以手柄按键输入的操作方式，体感游戏是一种通过肢体动作变化来进行操作的新型电子游戏。2016年的一项随机对照研究对比了体感游戏和常规平衡锻炼者，对38例65岁以上低骨量绝经后女性平衡感的影响，体感设备采用的是"Wii Fit"，"Wii Fit"是一个压力感应型平衡板，看起来很像白色的家用小体重秤，玩家需要站在板上依照屏幕上的操作提示保持平衡。Wii组患者在指导下进行了为期8周的试验，每周2次，每次1小时应用Wii进行平衡感训练；常规组不用该设备进行同等量的平衡感训练，用Berg平衡感量表及SF-36评分评估患者的平衡感改善情况，结果发现Wii组均优于常规组，对跌倒的恐惧程度和心理学评分两组间没有显著差异。体感游戏有丰富的剧情，精致的显示画面，可以更大程度上激励玩家坚持运动，且可在室内进行，受环境影响（如室外高温或低温、雾霾空气污染等）较小，可以作为骨质疏松运动处方的有效辅助工具。

参考文献

1. 中国营养学会 . 中国居民膳食营养素参考摄入量 . 营养学报，2001，23（3）：193-196.

2. Curhan G C，Willett W C，Rimm E B，et al. A prospective study of dietary calcium and other nutrients and the risk of symptomatic kidney stones.N Engl J Med，1993，328（12）：833-838.

3. Taylor E N，Stampfer M J，Curhan G C.Dietary factors and the risk of incident kidney stones in men：new insights after 14 years of follow-up.J Am Soc Nephrol，

2004，15（12）：3225-3232.

4. Curhan G C，Willett W C，Speizer F E，et al.Comparison of dietary calcium with supplemental calcium and other nutrients as factors affecting the risk for kidney stones in women. Ann Intern Med，1997，126（7）：497-504.

5. 兰晓芳，范志红 . 钙和乳制品摄入与肾结石风险关系的研究进展 . 中国食物与营养，2016，22（3）：59-63.

6. Curhan G C，Willett W C，Knight E L，et al. Dietary factors and the risk of incident kidney stones in younger women：Nurses'Health Study II. Arch Intern Med，2004，164（8）：885-891.

7. Borghi L，Schianchi T，Meschi T，et al. Comparison of two diets for the prevention of recurrent stones in idiopathic hypercalciuria.N Engl J Med，2002，346（2）：77-84.

8. Bataille P，Charransol G，Gregoire I，et al. Effect of calcium restriction on renal excretion of oxalate and the probability of stones in the various pathophysiological groups with calcium stones.J Urol，1983，130（2）：218-223.

9. Bolland M J，Avenell A，Baron J A，et al. Effect of calcium supplements on risk of myocardial infarction and cardiovascular events：meta-analysis.BMJ，2010，341：c3691.

10. 林华 . 对 Bolland 等"钙的膳食补充剂与心肌梗死和心血管事件的风险：荟萃分析"一文的解读和思考 . 中国骨质疏松杂志，2010，16（9）：674-677.

11. Lewis J R，Calver J，Zhu K，et al.Calcium supplementation and the risks of atherosclerotic vascular disease in older women：results of a 5-year RCT and a 4.5-year

follow-up.J Bone Miner Res，2011，26（1）：35-41.

12. 徐丹，袁凤易，王新民 . 钙与维生素 D 防治骨质疏松的循证医学研究进展 . 国外医学（内分泌学分册），2005，25（5）：338-341.

13. Papadimitropoulos E，Wells G，Shea B，et al. Meta-analyses of therapies for postmenopausal osteoporosis. VIII：Meta-analysis of the efficacy of vitamin D treatment in preventing osteoporosis in postmenopausal women. Endocr Rev，2002，23（4）：560-569.

14. Hunter D，Major P，Arden N，et al. A randomized controlled trial of vitamin D supplementation on preventing postmenopausal bone loss and modifying bone metabolism using identical twin pairs. J Bone Miner Res，2000，15（11）：2276-2283.

15. Meyer H E，Smedshaug G B，Kvaavik E，et al.Can vitamin D supplementation reduce the risk of fracture in the elderly? A randomized controlled trial.J Bone Miner Res，2002，17（4）：709-715.

16. 陈悦，周建烈 . 维生素 D 缺乏的流行病学研究进展 . 中华临床营养杂志，2009，17（5）：316-320.

17. 朱汉民，程群，甘洁民，等 . 上海地区人群维生素 D 状态研究 . 中华骨质疏松和骨矿盐疾病杂志，2010，03（3）：157-163.

18. 孟萍，胡亦新，付淑宏，等 . 北京市部分老年男性 25 羟维生素 D 水平及其与骨代谢的关系 . 中华骨质疏松和骨矿盐疾病杂志，2012，5（3）：186-192.

19. Pramyothin P，Holick M F.Vitamin D supplementation：guidelines and evidence for subclinical deficiency. Curr Opin Gastroenterol，2012，28（2）：139-150.

20. Rizzoli R，Boonen S，Brandi M L，et al.Vitamin D supplementation in elderly

or postmenopausal women：a 2013 update of the 2008 recommendations from the European Society for Clinical and Economic Aspects of Osteoporosis and Osteoarthritis (ESCEO)．Curr Med Res Opin，2013，29（4）：305-313.

21. Larsen E R，Mosekilde L，Foldspang A.Vitamin D and calcium supplementation prevents osteoporotic fractures in elderly community dwelling residents：a pragmatic population-based 3-year intervention study.J Bone Miner Res，2004，19（3）：370-378.

22. Institute of Medicine（US）Standing Committee on the Scientific Evaluation of Dietary Reference Intakes.Dietary Reference Intakes for Calcium，Phosphorus，Magnesium，Vitamin D，and Fluoride.Washington（DC）：National Academies Press（US），1997.

23. Vieth R，Chan P C，Macfarlane G D.Efficacy and safety of vitamin D3 intake exceeding the lowest observed adverse effect level.Am J Clin Nutr，2001，73（2）：288-294.

24. 马艺璇，郭琪，侯安安，等．运动防治老年人骨质疏松的研究进展．中国骨质疏松杂志，2015，21（11）：1385-1388，1411.

25. Kemmler W，von Stengel S，Kohl M.Exercise frequency and bone mineral density development in exercising postmenopausal osteopenic women.Is there a critical dose of exercise for affecting bone? Results of the Erlangen Fitness and Osteoporosis Prevention Study.Bone，2016，89：1-6.

26. Lee M S，Pittler M H，Shin B C，et al.Tai chi for osteoporosis：a systematic review. Osteoporos Int，2008，19（2）：139-146.

中国医学临床百家

27. Sun Z，Chen H，Berger M R，et al.Effects of tai chi exercise on bone health in perimenopausal and postmenopausal women：a systematic review and meta-analysis. Osteoporos Int，2016，27（10）：2901-2911.

28. Voukelatos A，Cumming R G，Lord S R，et al.A randomized，controlled trial of tai chi for the prevention of falls：the Central Sydney tai chi trial.J Am Geriatr Soc，2007，55（8）：1185-1191.

29. Morone G，Paolucci T，Luziatelli S，et al. Wii Fit is effective in women with bone loss condition associated with balance disorders：a randomized controlled trial. Aging Clin Exp Res，2016，28（6）：1187-1193.

（朱海清　卜　石）

骨质疏松症的治疗

113. "骨骼保卫战"的基本战略是根据骨转换水平"选将"

要了解各类抗骨质疏松药物在骨质疏松症治疗中有何用武之地，必须重温两个问题。第一个问题总量是骨转换的概念，骨转换的过程是骨骼自我更新的过程，即所谓的"不破不立"，这其中的"破"是破骨细胞吸收旧骨的过程，而"立"则是以成骨细胞为主角的新骨形成过程。第二个问题是骨质疏松症的分类，当骨吸收和骨形成达到动态平衡时骨量不变，当骨吸收大于骨形成时，则骨量减少，并逐渐发展为骨质疏松症。如果按骨转换类型来对骨质疏松症进行分类，可以分为高骨转换性和低骨转换性两类。在绝经早期发生的骨质疏松症是由于雌激素水平下降使破骨细胞活性升高导致，多呈高骨转换性，适合应用骨吸收抑制剂。老年性骨质疏松症多与成骨细胞活性下降有关，破骨细胞功能不定，多为低骨转换性。对于低骨转换性骨质疏松符合病理生理的治疗方案就是增强成骨细胞的功能，即应用促骨形成剂。在治疗骨质疏松症的药物中属于骨吸收抑制剂的有：性激素、选择性雌激素受体调节剂（SERM）、降钙素、双膦酸盐及狄诺塞麦；促骨形成的药物有：特立帕肽（PTH_{1-34}）、PTH_{1-84}。具体的每一类、每一种药物在作用机制、作用特点及循证证据又有不同。

114. 双膦酸盐是骨质疏松症治疗的一线用药

双膦酸盐是目前最为重要的抗骨吸收制剂，它通过干扰破骨细胞的代谢来促进破骨细胞凋亡，从而发挥强大的抗骨吸收作用，所以双膦酸盐适合于高骨转换型的骨质疏松症。骨转换正常或降低者不适合单独或长期应用。这类药物的循证医学证据最多、研究人群数量最多、观察时间最长。在目前的临床实验中，双膦酸盐应用 3 年以上约可使椎体骨密度升高 6% ～ 8%，髋部骨密度升高 3% ～ 4%；使椎体骨折风险下降 40% ～ 70%，非椎体骨折风险下降 20% ～ 25%，髋部骨折风险下降 20% ～ 50%。口服双膦酸盐中阿仑膦酸钠（用法是 70mg/w，口服）和利塞膦酸钠（用法是 5mg/d，口服）是目前研究证据最为充分的。对于骨折高风险或不能耐受口服双膦酸盐或希望有更方便的给药方式的患者，可以考虑应用静脉双膦酸盐，常用的有唑来膦酸（适合与骨折高风险人群，用法是 5mg，静脉滴注，每年 1 次）和依班膦酸（用法是 2.5mg/d，口服；150mg/ 月，口服；2mg/3 个月静脉滴注）。

双膦酸盐治疗前的注意事项：①肾功能评估（肌酐清除率 < 35mL/min 是应用的禁忌证，静脉用药每次给药前均需检测）；②牙齿检查（对已有严重口腔疾病或将要接受口腔手术的患者不适合应用该类药物。对正在应用双膦酸盐的患者，如需接受种植牙等口腔手术，应至少停用 3 ~ 6 个月或根据骨转换指标决定何时进行手术，手术后至少 3 个月方可重启双膦酸盐治疗）。

115. 骨折急性期应用双膦酸盐治疗不影响骨折愈合

理论上骨折后，破骨细胞对于骨折后骨痂的重构为骨皮质很重要，而双膦酸盐对破骨细胞活性的抑制会影响这一过程。目前，众多研究均证实在骨折 3 个月内应用双膦酸盐类对骨折愈合无影响。HOROZON-PFT 研究还证实在髋部骨折 3 个月内应用唑来膦酸治疗不仅降低各个部位骨折的风险，还降低了全因死亡风险。韩国学者观察了 90 例粗隆间骨折的患者，随机分为 3 组，分别于骨折内固定手术后 1 周、1 个月和 3 个月后应用利塞膦酸抗骨松治疗，3 组的骨折愈合时间等合并症无统计学差异。章振林教授等分析了 2888 例患者参加的 10 个研究（4 个研究应用阿仑膦酸钠，3 个研究应用唑来膦酸钠，2 个研究应用利塞膦酸钠，1 个研究应用依替膦酸）进行荟萃分析，在骨质疏松性骨折急性期（手术后 3 个月内）给予双膦酸盐抗骨质疏松治疗从影像学和临床上均不延迟骨折的愈合时间。同时，早期应用双膦酸盐治疗可以看到骨密度的升高和骨转换指标的显著下降，可能预示着未来再骨折风险的下降。

116. 患者骨折风险的高低是药物选择和确定用药疗程的最重要因素

在补充钙剂和普通维生素 D 的基础上，对于骨质疏松症患者要应用抗骨质疏松药物治疗才能降低骨折发生的风险。抗骨质疏松药物应用的指征是：①发生椎体脆性骨折（临床或无症状）或髋部脆性骨折者；② DXA 骨密度（腰椎、股骨颈、全髋部或桡骨远端 1/3）T 值 $\leqslant -2.5$，无论是否有过骨折；③骨量低下者（骨密度：$-2.5 < T$ 值 < -1.0），具备以下情况之一：发生过某些部位的脆性骨折（肱骨上段、前臂远端或骨盆）；FRAX 工具计算出未来 10 年髋部骨折概率 $\geqslant 3\%$；任何主要骨质疏松性骨折发生概率 $\geqslant 20\%$。

根据临床研究的数据，不同种类及同类药物不同分子结构的药物对不同部位骨折风险的影响不同、降低骨折风险的能力也不同。总体思想是以患者的骨折风险，而不是以已经发生骨质疏松性骨折后的二级预防用药来作为用药指征。对于已经有脆性骨折史的患者或经评估为骨折高风险的患者应首选降低骨折风险力度强的药物：地诺单抗、特立帕肽、唑来膦酸。替代治疗药物是阿仑膦酸钠、利塞膦酸钠。特立帕肽最多注射 2 年，而唑来膦酸的疗程最长可以达到 6 年。如果仅椎体骨折高风险，而髋部和非椎体骨折风险不高的患者，可考虑选用雌激素或选择性雌激素受体调节剂。

117. 选择性雌激素受体调节剂（SERM）不是雌激素

雌激素的激动－拮抗剂曾被称为选择性雌激素受体调节剂（selective estrogen receptor modulators，SERMs），因为这类药物在不同组织可以分别有类雌激素和类雌激素拮抗剂的作用。雷洛昔芬（用法是 60mg/d，口服）在骨组织可以使转化生长因子表达上调，可以抑制破骨细胞的活性及分化，但同时在乳腺和子宫内膜表现为类雌激素拮抗剂作用，不会对乳腺和子宫内膜有负面影响。目前，雷洛昔芬已被批准用于骨质疏松症的预防和治疗，还可以降低雌激素受体阳性的乳腺癌的发生风险，但不用于治疗浸润性乳腺癌和预防乳腺癌复发，也不能降低非浸润性乳腺癌的风险。MORE 研究提示，雷洛昔芬治疗 3 年可使椎体和股骨颈骨密度分别增加 4% 和 2.5%；相关椎体骨折风险下降 50%；但没有见到非椎体和髋部骨折风险的下降；治疗还伴随着血脂谱的改善（总胆固醇和低密度脂蛋白胆固醇降低）。雷洛昔芬不能用于有生育能力的女性和患有深静脉血栓性疾病或静脉血栓形成的高风险人群（该药可使静脉血栓的风险增加 3 倍，但静脉血栓的绝对风险很低）。雷洛昔芬的不良反应还有面色潮红、夜间出汗、腿痉挛等，故仍有明显更年期症状的女性不能应用。

118. 降钙素适合疼痛症状突出的骨质疏松症患者，不主张长期应用

降钙素是由甲状腺滤泡旁细胞分泌的一种由 32 个氨基酸组成的短肽。从作用机制上看，降钙素属于抗骨吸收药物。有证据显示，降钙素可增加椎体骨密度并降低椎体骨折的风险，但降低椎体骨折的效应仅在鲑鱼降钙素鼻喷剂每日 200IU 剂量组看到，对其他部位骨密度和骨折风险影响的研究数据结论不一，存在着矛盾。降钙素对于椎体骨折患者的急性疼痛有短期止痛效果，但疼痛减轻后即较少使用降钙素。应用降钙素的另一个问题是关于它是否增加肿瘤发生率的疑问。疑问的起因来自欧洲药品管理局（EMA）对生产公司提供的数据、上市后安全性数据和随机临床实验数据的分析，发现长期应用降钙素的患者中各种肿瘤（包括基底细胞癌）发生比例较应用安慰剂者有所增加，但增加的比例很小（注射剂为 0.7%，鼻喷剂为 2.4%）。在一项对 20 个临床实验的荟萃分析中，降钙素治疗组发生恶性肿瘤的风险高于安慰剂组（$OR=1.4$，95%CI：$1.1 \sim 1.7$）。虽然降钙素与肿瘤的关系尚不能确认，但 EMA 和美国食品药品管理局（FDA）都认为降钙素治疗骨质疏松症的益处并未超过其可能的风险，且因存在其他更加有效地减少骨量丢失和降低骨折风险的药物，因此降钙素在骨质疏松症治疗中的地位是作为最后的选择，可用于短期止痛。

降钙素目前的剂型有鲑鱼降钙素鼻喷剂（用法是200IU/d，鼻喷）和鲑鱼降钙素注射液（用法是100IU/d，皮下或肌内注射）、鳗鱼降钙素注射剂（即依降钙素，20U/支，20U肌内注射，每周1次；10U/支，10U肌内注射，每周2次）要注意药物过敏的发生，建议应用前进行皮试。FDA建议降钙素的注射制剂仅推荐在预防长期制动后的骨量丢失时应用，疗程不超过4周。如果确有必要应用降钙素，应用时间不宜超过6个月。

119. 狄诺塞麦是强有力的骨吸收抑制剂

核因子-κB受体激活物（the receptor activator of nuclear factor-κB，RANK）及其配体（RANKL）可调节破骨细胞活性。狄诺塞麦是一种 *RANKL* 的单克隆抗体，可以阻止 RANKL 与其受体的结合，减少破骨细胞的前体向成熟破骨细胞的分化，使破骨细胞功能及生存能力下降。FREEDOM 研究（The Fracture Reduction Evaluation of Denosumab in Osteoporosis Every 6 Months），此项研究纳入了 7868 例绝经后女性，腰椎或髋部骨密度 T 值在 $-4 \sim -2.5$，接受狄诺塞麦每 6 个月皮下注射 60mg，治疗 3 年，可增加骨密度，尤其显著增加皮质骨的骨密度，椎体和髋部骨密度分别增加 9.2% 和 6.0%，使新发椎体、非椎体骨折、髋部骨折风险分别下降 68%、20% 和 40%。狄诺塞麦增加骨密度的效果强于阿仑膦酸钠，但对骨折风险的下降两者无差别。目前，狄诺塞麦已被批准用于绝经后骨质疏松症和男性骨质疏松症的治疗，男性前列腺癌雄激素剥夺治疗后，女性乳腺癌应用芳香化酶抑制剂治疗后。给药方式为每 6 个月 60mg 皮下注射 1 次。在应用狄诺塞麦前应注意纠正钙缺乏和维生素 D 缺乏，以免出现低钙血症。

120. 特立帕肽的促骨形成作用开辟了骨质疏松症的新方向

与内源性持续 PTH 的作用是刺激破骨细胞的骨吸收不同的是，低剂量、间歇性外源 PTH 可增加成骨细胞的数量，刺激骨骼表面新骨形成，增强骨重建部位的正性平衡，可以改善骨骼微结构；这也是外源性 PTH 用于治疗骨质疏松症的基本原理。抗骨吸收药物（如双膦酸盐类药物）可以增加骨密度，但不能改善骨的微结构，促骨形成药物可以在显著增加骨密度的同时改善骨的微结构，因此，它们是两类机制完全不同的药物。

重组 PTH（1-34），又称特立帕肽，是目前国内唯一上市的 PTH 制剂。重组 PTH（1-84）在欧洲已被批准应用。特立帕肽治疗 18 个月后可使椎体骨密度增加 9.7%，髋部骨密度增加 2.6%；相关的椎体骨折风险下降 65%，非椎体骨折风险下降 53%，但特立帕肽降低髋部骨折风险的证据目前还不充分，可见特立帕肽具有强效的特点。特立帕肽的用法是每日 20μg 皮下注射一次，疗程不应超过 2 年，用于绝经后女性及高骨折风险男性的骨质疏松症。因为价格昂贵，特立帕肽的使用受到了很大限制，目前临床上特立帕肽在治疗骨质疏松症时更适用于以下情况：①多发椎体骨折的患者，骨密度较低，需要有较大幅度提升。②已长期应用双膦酸盐治疗，疗效不佳，如已接受抗骨吸收药物治疗至少 12 个月，但在用药期间有至少 1 处新发椎体骨折或者非椎体骨折；或接受抗骨吸收药物治疗至少 24 个月，仍存在腰椎，髋部或者股骨颈 T < −3.0 的情况。

当前已知的促进骨形成的药物并未显示能增加有正常骨折愈合能力患者的骨折愈合速度，但能改善有骨折延迟愈合高危风险的人群的骨折愈合能力。有研究提示对于不稳定的转子间骨折的患者，在进行髋动力螺钉固定的同时加用特立帕肽治疗组较对照组骨折愈合时间提前。有研究将单一椎体压缩性骨折患者在骨折保守治疗基础上随机分为特立帕肽注射至少 3 个月组与抗骨吸收药物治疗组。结果显示，特立帕肽治疗组的椎体高度下降小于抗骨吸收药物治疗组。

121. 维生素 K_2（四烯甲萘醌）具有促进骨形成的作用

γ- 羧基谷氨酸是骨钙素发挥正常生理功能所必需物质。四烯甲萘醌是维生素 K_2 的衍生物，是 γ- 羧化酶的辅酶，在 γ- 羧基谷氨酸的形成过程中起着重要作用。因此，维生素 K_2 可以促进骨形成、升高骨密度、改善骨质量。Huang 等于 2015 年发表了对 19 项 RCT 研究（共纳入 6759 人）的 Meta 分析，结果发现，在骨质疏松症人群中，维生素 K_2 的补充可以显著增加椎体骨密度；可能降低骨折风险（仅有 7 个研究包含此终点，事件数较少）；使非羧基化的骨钙素（无活性）水平下降，羧基化的骨钙素水平升高。但在非骨质疏松症人群中补充维生素 K_2 后骨密度与对照组无差异。目前有关维生素 K_2 治疗骨质疏松症的相关研究主要缺点是研究多在日本人群中完成，缺乏更广泛人种的研究，且缺乏高质量的降低骨折风险的 RCT 研究证据。但因其独特的促成骨作用，可以作为双膦酸盐"药物假期"期间的用药选择。四烯甲萘醌的用法是：15mg，每日 3 次口服。禁忌证为正在服用华法令的患者。主要不良反应是胃部不适、腹痛、皮肤瘙痒、水肿和转氨酶轻度升高。

122. 活性维生素 D 和普通维生素 D 不能互相取代

普通维生素 D 是指动物皮肤在紫外线照射下利用皮肤中的 7-脱氢胆固醇合成的维生素 D 和从食物中获取的维生素 D，属于营养素的范畴，是一种脂溶性的维生素。普通维生素 D 在体内经过肝脏和肾脏分别在 25 位和 1α 位羟化后成为 1，25-$(OH)_2$D，发挥促进肠道钙、磷吸收，促进骨矿化的作用。1，25-$(OH)_2$D 是维生素 D 的活性形式，作用方式类似类固醇激素，因此也被称为 D 激素。目前上市的药物有阿尔法 D_3（阿尔法骨化醇，1α-OH 维生素 D_3）和骨化三醇 [1，25-$(OH)_2$$D_3$] 是人工合成的活性维生素 D 的类似物。其中，阿尔法骨化醇进

入血液后在肝脏迅速进行 25 位羟化转变为 1，25-（OH）$_2$D$_3$，骨化三醇则就是维生素 D 的完全活性形式，不需要进行转化，肝肾功能不全者均可以应用。

活性维生素 D 治疗可以显著增加骨质疏松症患者的骨密度，增强肌肉力量，改善神经肌肉协调及平衡能力，可以降低老年人跌倒的风险。

注意：活性维生素 D 的应用比普通维生素 D 有更高的升高血钙、尿钙的风险。尤其当阿尔法骨化醇或骨化三醇与含钙制剂及噻嗪类利尿剂同时服用时，可能会增加高血钙的危险。当剂量稳定后，建议定期监测血钙、24 小时尿钙。

123. 抗骨质疏松症治疗可以有"药物假期"

双膦酸盐类"药物假期"（drug holiday）的提出是有其药理学基础和临床研究证据支持的。双膦酸盐类药物可与骨的羟基磷灰石长期结合，并通过在骨组织的内循环实现再吸附，所以可能在停药数年后仍具有残余的抗骨折作用。对绝经后女性的骨质疏松治疗，阿仑膦酸钠、利塞膦酸和唑来膦酸分别有使用 10 年、7 年、6 年有效的证据。在治疗 3～5 年后暂停治疗（所谓"药物假期"）也有一定合理性。在 FLEX 研究中，应用阿仑膦酸钠治疗 5 年后停药 5 年的绝经后骨质疏松症患者虽然较继续用药 5 年的患者呈现了骨密度的轻度降低（但仍高于 10 年前）和骨转换指标的逐渐升高，但除临床椎体骨折以外的各部位骨折的风险并未增加。类似现象，唑来膦酸钠应用 3 年后继续用药 3 年的延展研究中看到，应用唑来膦酸钠 3 年后停药组较继续用药组（即连续用药 6 年）除形态学椎体骨折（即仅通过影像学检查发现的骨折）发生率有差别外，其他骨折发生率无明显差别。以上研究还发现，这类药物应用超过 5 年后患者的获益明显小于前 3 ～ 5 年的治疗。然而，应用超过 5 年后，某些少见的不良反应，如下颌骨坏死（ONJ）和非典型性骨折（AFF）的风险则相对增加。因此，对于某些患者在使用 3 ～ 5 年后，暂时停用双膦酸盐是可行和必要的，即启动所谓的"药物假期"。

应该同时指出的是双膦酸盐的"药物假期"可能并不适用于所有患者，在 FLEX 研究中基线无椎体骨折，但股骨颈 T 值 < −2.5 的女性，后 5 年继续用药组（即连续应用阿仑膦酸钠治疗 10 年）较用药 5 年后停药 5 年组可以将非椎体骨折风险下降 50%（RR=0.50，95%CI：0.26 ～ 0.96）。获得类似结果的是唑来膦酸治疗 6 年，形态学椎体骨折发生率显著下降（OR=0.51，95%CI：0.26 ～ 0.95；P=0.035），事后分析发现在全髋或股骨颈 T 值 ≤ −2.5 且在唑来膦酸钠治疗前 3 年伴发形态学椎体骨折的患者中，后续 3 年的治疗与新发形态学椎体骨折显著相关。因此，双膦酸盐治疗和停药的时间应该是个体化的，应基于患者对药物的反应，骨折的风险和伴随疾病进行评估，但目前尚没有更多的研究数据来提供这方面的指导。

2016 年美国 AACE/ACE 绝经后骨质疏松症诊断和治疗指南

推荐：对于无脆性骨折史或骨折低风险的人，在口服双膦酸盐类药物 5 年后、静脉注射双膦酸盐 3 年后，如果骨密度增加 / 维持不变、未发生骨折可考虑"药物假期"。如果患者伴脆性骨折史或高度骨折风险（如疾病无进展），唑来膦酸钠可以使用至 6 年。如果骨量持续丢失或再发骨折，考虑转换为促骨形成剂特立帕肽或换为相对弱的骨吸收抑制剂雷洛昔芬。

124. 抗骨吸收药物的"药物假期"仅限于双膦酸盐

当患者停用一种非双膦酸盐类抗骨吸收药物（雌激素、雌 - 孕激素联合、雷洛昔芬、狄诺塞麦）时，即使已经治疗多年，都会有一个快速的骨转换回复甚至反弹，经历快速的骨量丢失，甚至骨密度回到治疗前水平。因此，这些药物不主张有"药物假期"。其中，停止狄诺塞麦治疗后骨转换标志物的反弹更快，在停药 1 年后骨转换指标甚至回到基线，停药 2 年后骨密度回到基线水平，故该药不适用"药物假期"。美国在狄诺塞麦使用说明书中已经加入了停用该药后转为另一种抗骨吸收药物治疗的建议。当女性停用雌激素或狄诺塞麦转为阿仑膦酸钠治疗可以使骨密度得到保持（而不是下降）。这种治疗转换的目的不是加强疗效而是为了避免停止先前治疗后的骨量丢失。

125. 应用双膦酸盐的患者进入"药物假期"时，基础治疗不能"休假"

骨质疏松症是不能治愈的慢性病，对于长期应用双膦酸盐的患者，经综合评估进入"药物假期"，不仅要监测患者的骨转换指标、骨密度和骨折事件的发生，钙剂和维生素 D 作为基础治疗是不能停止的，除非因安全性原因（如高尿钙）。

126. 目前的药物不推荐"联合治疗"

两种抗骨吸收药物不主张联合应用，当雌激素与阿仑膦酸钠或利塞膦酸钠联合应用时，骨密度的增加比阿仑膦酸钠或利塞膦酸钠单独应用更少。

促骨形成剂和抗骨吸收剂联合应用并无明显额外获益。在一项纳入 238 例绝经后女性的 RCT 研究中，入选患者的 DXA 骨密度 T 值＜ −2.5 或 T 值＜ −2.0 同时合并一项骨质疏松的危险因素，患者被随机分为 PTH_{1-84} 治疗组、阿仑膦酸钠治疗组、上述两种药物联合治疗组，治疗一年后发现，三组患者的腰椎骨密度均有升高，但 PTH_{1-84} 治疗组与联合治疗组相比较无显著差异；PTH_{1-84} 治疗组椎体松质骨的体积骨密度增加是另外二组的 2 倍。可见抗骨吸收药物阿仑膦酸钠与促骨形成药物 PTH_{1-84} 的联合应用并没有达到预期的协同作用，二者联合应用时阿仑膦酸钠可能还会抵消一部分 PTH_{1-84} 的促骨形成作用。因此，该研究结果不支持在骨质疏松症的起始治疗中同时联合应用促骨形成药物与抗骨吸收药物。

有研究发现，唑来膦酸钠 5mg，每年静脉滴注 1 次联合特立帕肽（20μg/d，皮下注射）较单药治疗更快升高骨密度；但是，在治疗一年时，联合治疗组的腰椎骨密度与特立帕肽治疗组相似，髋部骨密度与唑来膦酸钠治疗组相似，所以仅高危患者有可能从联合治疗获益。

DATA Extension Study 共纳入 94 例绝经后骨质疏松症患者中，被随机分到特立帕肽治疗组、狄诺塞麦治疗组、两种药物联合治疗组，疗程为 24 个月。研究结果发现，联合治疗组、特立帕肽组、狄诺塞麦组的腰椎骨密度分别升高了（12.9±5.0）%、（9.5±5.9）% 和（8.3±3.4）%，联合治疗组与其他两组比较均有统计学差异（P=0.01 和 P=0.008），股骨颈和全髋的骨密度升高在联合治疗组也高于其他两组。

目前，还需要更大样本、更长时间的研究来证明联合治疗这种方式及那些机制不同的药物联合治疗可以使骨质疏松症患者获益。

127. 序贯治疗值得探索

理论上，我们期待理想的抗骨质疏松药物应该是在促进新骨形成的同时又能抑制旧骨的吸收。但由于骨吸收和骨形成的紧密偶联关系，现有的抗骨质疏松药物必然对骨吸收或骨形成均有影响。如双膦酸盐类药物在抑制骨吸收的同时也会抑制新骨形成，而促骨形成剂特立帕肽在促进骨形成之后也会激活破骨细胞从而促进骨吸收。既然联合用药做不到 1+1 ＞ 2 甚至可能＜ 2，不同种类的抗骨质疏松药物在时间上的序贯应用就应该是符合生理的思路。

当停用特立帕肽后 1 年，会有骨密度的迅速减低，在随后的 1 ～ 2 年抗骨折效应也会逐渐消失。这与特立帕肽治疗在激活成骨细胞后，也逐渐使破骨细胞激活有关。因此，AACE 等指南主张，在应用特立帕肽之后，患者需序贯应用抗骨吸收剂来预防停药后的骨丢失。在 PTH_{1-84} 治疗后给予双膦酸盐，可以避免停止治疗后的骨量丢失，甚至看到椎体和髋部骨密度有显著增加。在经过 2 年特立帕肽或特立帕肽联合狄诺塞麦治疗后序贯以狄诺塞麦治疗 2 年，在第 4 年可以看到髋部和椎体的骨密度有显著的增加，联合治疗序以狄诺塞麦髋部骨密度的增加大于狄诺塞麦序贯特立帕肽治疗（8.6% *vs.* 6.6%）。

128. 抗骨质疏松药物治疗依从性差，效果等于安慰剂

医生对药物疗效的预期通常基于指南和大型随机对照试验的证据，然而临床实际中患者对药物的依从性是影响治疗效果的重要因素。骨质疏松症是需要长期治疗的慢性疾病，更需要关注患者治疗的依从性。用药疗程和依从性是影响疗效的重要因素。

一般双膦酸盐应用持续 3 ～ 5 年，且用药率在 80% 以上，才可以评估药物疗效。依从性（compliance），即患者对医嘱的遵循程度，通常用 MPR 表示患者用药的依从性，MPR= 实际用药量 / 医嘱用药量。荷兰的一项利用保险数据库进行分析至少 3 年的随访研究发现，MPR ＜ 20% 的患者骨折发生风险较 MPR ≥ 90% 者增加 80%。可见用药依从性差使患者从治疗中的获益大打折扣，甚至等于不用药。中国接受治疗的骨质疏松症患者的用药依从性同样令人担忧。我们在 2015 年对中日友好医院 1395 例曾处方双膦酸盐的患者进行电话调查，其中仅有 26% 的调查者知道或已经完成了至少 3 年的治疗。处方口服双膦酸盐的 1171 例患者中，其中 MPR ≥ 80% 的仅占 41.67%，曾服药但在半年内停药者竟占 24.42%。其中，绝大多数患者依从性差的原因是不了解坚持长期治疗的意义，对药物不良反应的担心也是重要影响因素。因此，专业性指导、耐心的患者教育是提高依从性的重要手段，加强病情监测，在患者耐受的基础上，尽量选用每周一次、每月一次或每年一次的双膦酸盐也能够提高治疗依从性。

参考文献

1. Chesnut C R，Silverman S，Andriano K，et al.A randomized trial of nasal spray salmon calcitonin in postmenopausal women with established osteoporosis：the prevent recurrence of osteoporotic fractures study.PROOF Study Group.Am J Med，2000，109（4）：267-276.

2. Cummings S R，San Martin J，McClung M R，et al.Denosumab for prevention of fractures in postmenopausal women with osteoporosis.N Engl J Med，2009，361（8）：756-765.

3. Cosman F，Crittenden D B，Adachi J D，et al.Romosozumab Treatment in Postmenopausal Women with Osteoporosis.N Engl J Med，2016，375（16）：1532-1543.

4. Park J H，Kang K C，Shin D E，et al.Preventive effects of conservative treatment with short-term teriparatide on the progression of vertebral body collapse after osteoporotic vertebral compression fracture.Osteoporos Int，2014，25（2）：613-618.

5. Huang Z B，Wan S L，Lu Y J，et al.Does vitamin K2 play a role in the prevention and treatment of osteoporosis for postmenopausal women：a meta-analysis of randomized controlled trials.Osteoporos Int，2015，26（3）：1175-1186.

6. Black D M，Reid I R，Boonen S，et al.The effect of 3 versus 6 years of zoledronic acid treatment of osteoporosis：a randomized extension to the HORIZON-Pivotal Fracture Trial（PFT）.J Bone Miner Res，2012，27（2）：243-254.

7. Anagnostis P，Paschou S A，Mintziori G，et al.Drug holidays from bisphosphonates and denosumab in postmenopausal osteoporosis：EMAS position statement. Maturitas，2017，101：23-30.

8. Bone H G，Bolognese M A，Yuen C K，et al.Effects of denosumab treatment and discontinuation on bone mineral density and bone turnover markers in postmenopausal women with low bone mass.J Clin Endocrinol Metab，2011，96（4）：972-980.

9. Black D M, Greenspan S L, Ensrud K E, et al.The effects of parathyroid hormone and alendronate alone or in combination in postmenopausal osteoporosis.N Engl J Med, 2003, 349 (13): 1207-1215.

10. Cosman F, Eriksen E F, Recknor C, et al.Effects of intravenous zoledronic acid plus subcutaneous teriparatide [rhPTH (1-34)] in postmenopausal osteoporosis.J Bone Miner Res, 2011, 26 (3): 503-511.

11. Le Q A, Hay J W, Becker R, et al.Cost-effectiveness Analysis of Sequential Treatment of Abaloparatide Followed by Alendronate Versus Teriparatide Followed by Alendronate in Postmenopausal Women With Osteoporosis in the United States. Ann Pharmacother, 2019, 53 (2): 134-143.

12. Reginster J Y, Al Daghri N, Kaufman J M, et al.Effect of a sequential treatment combining abaloparatide and alendronate for the management of postmenopausal osteoporosis.Expert Opin Pharmacother, 2018, 19 (2): 159-161.

13. Eastell R, Nickelsen T, Marin F, et al.Sequential treatment of severe postmenopausal osteoporosis after teriparatide: final results of the randomized, controlled European Study of Forsteo (EUROFORS) . J Bone Miner Res, 2009, 24 (4): 726-736.

14. Penning-van Beest F J, Erkens J A, Olson M, et al.Loss of treatment benefit due to low compliance with bisphosphonate therapy.Osteoporos Int, 2008, 19 (4): 511-517.

（卜　石　邓瑞芬）

关于双膦酸盐治疗的安全性

129. 权衡利弊，抗骨质疏松治疗不能"因噎废食"

目前，治疗骨质疏松症的一线用药仍为双膦酸盐，而非典型性股骨骨折（atypical femur fracture，AFF）和下颌骨坏死（osteonecrosis of the jaw，ONJ）是令人担心的不良反应。必须强调的是，双膦酸盐上述不良反应发生风险的确应用时间延长而相对增加，但其发生的绝对风险极低。AFF 在使用双膦酸盐患者中绝对风险仅为每年 3.2 ～ 50 例 /10 万人，ONJ 的发生风险可能为每年 1 例 /10 万人。双膦酸盐长期治疗后发生 AFF 和 ONJ 的风险远低于不应用双膦酸盐发生骨质疏松性骨折的风险，并且在停用双膦酸盐后，发生 AFF 的风险会迅速下降，但其抗骨质疏松性骨折的效应还会有残留。另外，双膦酸盐治疗并不是发生 AFF 的必要条件，FLEX 研究中应用阿仑膦酸钠 10 年后发生 AFF 与安慰剂比较无差别（*RR*=1.33，95%*CI*：0.12 ～ 14.67）。HORIZON-PFT 的延长研究中应用唑来膦酸钠治疗 6 年后 AFF 发生与安慰剂组比较也无差别（*RR*=1.50，95%*CI*：0.25 ～ 9.00）。在一项基于国家登记数据库的队列研究中，接受双膦酸盐治疗至少 6 个月的患者共 5187 例；同时选择在年龄、性别等因素相匹配的无双膦酸盐应用史的病例作为对照组。随访过程中共发生 506 例新的髋部骨折和 76 例新的小转子、股骨干骨折。在调整了混杂因素后，非典型骨折（小转子、股骨干骨折）的发生率在两组间无显著差异（*HR*=1.46，95%*CI*：0.91 ～ 2.35），但对照组髋部骨折风险高于阿仑膦酸钠治疗组（*HR*=1.45，95%*CI*：1.21 ～ 1.74）。综上所述，因为担心双膦酸盐不良反应而放弃治疗是十分不明智的，毕竟双膦酸盐预防骨质疏松性骨折的益处要远大于其发生 AFF 和 ONJ 的风险。

130. 需警惕非典型的股骨骨折（AFF）情况：大腿疼痛、未经历外伤即发生骨折、双侧骨折

AFF 的特点之一是骨折部位不典型，多发生在股骨转子下或股骨干，而典型的髋部骨质疏松性骨折多位于股骨颈或转子间。AFF 发生机理可能与双膦酸盐长期应用对骨转换的过度抑制有关，破骨细胞活性持续受抑制使骨的微损伤逐渐累积不能得到及时修复，所以 AFF 容易发生在股骨承受应力最大的转子下。当已在使用双膦酸盐类药物（尤其是持续超过 3 ～ 10 年）的患者出现腹股沟或大腿中部新发疼痛时，应考虑非典型性骨折的可能，AFF 的发生可以没有或仅有轻微的外力作用，建议首先使用

常规 X 线片检查确诊。AFF 的另一个特点是影像学表现不典型，X 线片上可仅有骨膜增厚和骨膜增厚区皮质透亮的表现（此时可根据需要使用磁共振成像或骨闪烁成像进一步明确），也可显示骨皮质增厚和横向骨折。

如果患者 X 线片显示不典型骨折或应力反应，则应停用双膦酸盐类药物，并补充充足的钙和维生素 D 补充剂，有些病例还可选择在综合性骨科干预和监测的同时联用特立帕肽治疗。有病例研究显示，特立帕肽治疗可促进非典型骨折患者的骨折愈合并减轻其疼痛，但尚无随机对照研究来确定特立帕肽对非典型骨折患者的疗效。非典型股骨骨折的愈合较为缓慢（参见骨质疏松症的甲状旁腺激素治疗中关于骨折愈合章节）。

131. 下颌骨坏死（ONJ）的发生率更低

在骨质疏松症患者中 ONJ 的发生率极低，仅为 0.001% ～ 0.01%；在肿瘤患者中的发生率为 0.5% ～ 4%；常见于口腔卫生较差者，长期应用糖皮质激素者，因肿瘤性高钙血症反复应用双膦酸盐、累计剂量较大者。在长期接受双膦酸盐类药物治疗的患者中已有报道，常伴疼痛、肿胀、骨外露、局部感染和颌骨病理性骨折。发生 ONJ 的危险因素包括：双膦酸盐应用时间较长、静脉给予双膦酸盐类药物、患肿瘤、接受抗癌治疗、拔牙、种植牙、义齿置入不良、使用糖皮质激素、吸烟及既往存在牙科疾病。因为不同个体停用双膦酸盐后骨转换恢复的情况有很大差异，目前并没有绝对的证据支持停用双膦酸盐多长时间就可以减少 ONJ 的发生风险。强烈建议在决定应用双膦酸盐（尤其应用静脉双膦酸盐）之前，要评估患者的口腔情况，对 ONJ 高危患者应慎用双膦酸盐或等待患者口腔疾病治疗完成或减轻后再应用双膦酸盐。中国《原发性骨质疏松症诊疗指南（2017）》指出：对存在 ONJ 高风险患者（伴有糖尿病、牙周病、使用糖皮质激素、免疫缺陷、吸烟等）需要复杂侵入性口腔手术时，建议至少暂停双膦酸盐治疗 3 ～ 6 个月后，再实施口腔手术，术后 3 个月如无口腔特殊情况，可恢复使用双膦酸盐。

132. 提高沟通技巧，1 分钟帮助患者克服治疗障碍

骨质疏松症无疑是需要长期治疗的慢性疾病，因此，为了保证患者能长期依从医生的治疗方案，必须接触患者对治疗存在所有心理障碍。通常让患者接受一个治疗需要让其了解 3 个方面的信息：①现在疾病状态的危害；②治疗的获益；③治疗的风险。在此提供 3 张图，帮助医生在 1 分钟内使患者克服治疗障碍。

（1）"瀑布级联效应"让患者"居安思危"——关于骨质疏松症的危害

对于已发生脆性骨折的患者可以用骨折的"瀑布级联效应"来加深患者对再骨折风险的认识。如图 6 所示，形象地展示了在 1 次骨折后，再发骨折风险逐级放大的效应。

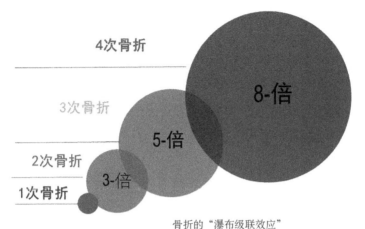

骨折的"瀑布级联效应"

图 6 1 次骨折后再发骨折风险效应（彩图见彩插 5）

注：Siris E S, Genant H K, Laster A J, et al.Enhanced prediction of fracture risk combining vertebral fracture status and BMD.Osteoporos Int，2007，18(6)：761-770.

对于没有发生骨折的患者，可以考虑用逐条分析患者具备的骨折危险因素、骨密度的报告和患者未来发生骨折的风险评分（如 FRAX 评分）来让患者产生"居安思危"的意识。

（2）"安全带的故事"让患者接受药物——关于骨质疏松症治疗的获益

一般以患者未来发生骨质疏松性骨折的风险大小作为评估决定是否治疗的指征。2016 年美国 AACE 指南推荐的药物治疗指征是：①低骨量伴随髋部或腰椎的脆性骨折史；② DXA 测定的椎体 / 股骨颈 / 全髋 /33% 桡骨远端的 T 值≤ -2.5；③ -2.5 ＜ T ＜ -1 的患者，虽尚未发生脆性骨折，但 FRAX® 评估 10 年主要骨质疏松性骨折风险≥ 20% 或髋部骨折风险≥ 3%（美国标准，中国指南尚未规定治疗切点）。尽管临床研究的结果不尽一致，但是应用双膦酸盐类药物平均可使骨折风险下降 50%。如果患者觉得这很难理解，有一个形象的类比，开车 / 乘车时系安全带可以使发生交通事故时受伤或死亡的风险降低 50%，而作为骨折高风险的患者接受抗骨质疏松治疗也可以使未来骨折的风险下降 50%，其意义等同于开车 / 乘车时为自己系上安全带（图 7）。

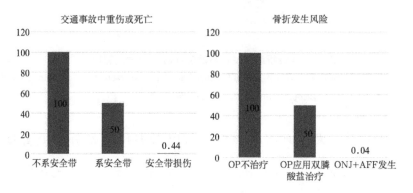

图 7　风险与获益——系安全带的类比（彩图见彩插 6）

（3）"雷击的故事"让患者轻松用药——关于治疗的风险

"非典型性骨折"和"下颌骨坏死"是双膦酸盐治疗令人担心的两个不良反应，但是这两种不良反应发生的概率极低，图 8 显示了对于一个年龄在 65 ～ 69 岁的骨质疏松症患者应用双膦酸盐治疗发生下颌骨坏死的概率、生活中其他事件及发生骨折的概率，骨质疏松症患者发生骨折的概率是下颌骨坏死发生概率的 4446 倍。因为对一个小概率事件的担心而放弃抗骨质疏松药物的保护作用，是不是很不值呢？

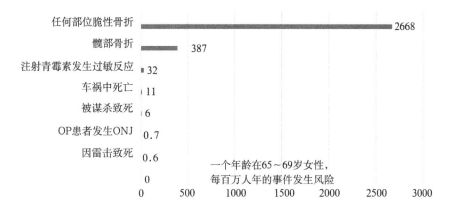

图8 高风险事件与小概率事件重视情况（彩图见彩插7）

参考文献

1. Woo S B，Hellstein J W，Kalmar J R.Narrative [corrected] review：isphosphonates and osteonecrosis of the jaws，Ann Intern Med，2006，144（10）：753-761.

2. Bilezikian J P.Osteonecrosis of the jaw—do bisphosphonates pose a risk? N Engl J Med，2006，355（22）：2278-2281.

3. Abed H H，Al-Sahafi E N.The role of dental care providers in the management of patients prescribed bisphosphonates：brief clinical guidance.Gen Dent，2018，66（3）：18-24.

（卜 石 吴丽莉）

关于绝经期激素治疗的是是非非

133. 绝经期激素治疗的提法比激素替代治疗更准确

HRT（hormone replacement therapy）被翻译为"激素替代治疗"，目前针对绝经期激素治疗（MHT，menopause related hormone therapy）都是小剂量的雌激素或雌激素加孕激素，而不是替代生理剂量的雌激素和孕激素，所以 HRT 的概念不够准确，而 MHT 的提法可以避免对这一治疗的误解。MHT 的概念涵盖了雌激素、孕激素和雌 - 孕激素的联合治疗。

134. MHT 治疗绝经后骨质疏松（PMOP）有充分的临床证据

国际绝经学会（IMS，International Menopause Society）2016 年的指南已将 MHT 定为 60 岁之前，绝经 10 年内有风险的

女性预防骨折的一线治疗，并且没有明确的疗程限制。一项纳入 16 608 例绝经后女性的妇女健康启动研究（Women's Health Initiative study，WHI 研究）显示，雌－孕激素联合治疗 5.2 年，可以使髋部和临床椎体骨折风险下降 34%，所有骨折风险下降 24%。单纯雌激素治疗的骨折保护作用类似。荟萃分析表明，无论基线骨密度如何，MHT 可以降低椎体或非椎体骨折至少 30%，当停药后，骨密度又将以同样的速度下降，但其骨折保护作用可能会持续数年。MHT 也有降低骨量低下人群骨折风险的证据。对于有子宫的女性，雌激素应与孕激素联合应用以抑制子宫内膜增生。方案有雌－孕激素序贯用药和雌－孕激素连续联合治疗，具体方案建议由妇科内分泌医生制订。需强调的是现有的 MHT 对骨折的保护作用证据来自于口服的标准剂量的雌激素（CEE）和醋酸甲羟孕酮（MPA），低于标准剂量的雌激素和经皮雌激素也有一些增加骨密度的证据。最近 FDA 批准了结合马雌激素（0.45mg）和巴多昔芬（20mg，一种选择性雌激素受体调节剂，中国尚未上市）联合预防绝经后骨质疏松。替勃龙也是 MHT 的备选药物，它的代谢产物与雌激素、孕激素、雄激素受体都有一定亲和力，发挥协同作用，在 RCT 中有预防椎体和非椎体骨折的证据，且对情绪异常、睡眠障碍和性欲低下有较好的效果，还可能具有更高的乳腺安全性。有子宫的绝经后妇女应用此药时不必加用其他孕激素。

135. 绝经早期是 MHT 治疗的窗口期

尽管在任何年龄应用 MHT 都可以降低骨折风险，但在何时开始启动 MHT 决定了应用 MHT 的风险 - 获益比。曾被西方女性趋之若鹜的 MHT 在 20 世纪 70—80 年代给绝经女性们带来巨大恐慌，正是因为在应用雌激素治疗后子宫内膜癌发生风险增加，而在妇女健康启动（WHI，Women's Health Initiative）基础干预研究中的雌 - 孕激素（WHI，EPT）和单雌激素治疗（WHI，ET）等以心血管疾病作为研究终点的 RCT 研究的发现，雌 - 孕激素治疗并没有使心血管疾病风险降低。60 岁以上女性应用结合雌激素加甲羟孕酮使冠心病和乳腺癌风险增加 30%，卒中风险增加 40%，痴呆风险也会有轻度增加。因此，MHT 曾一度陷入低谷。但是，随后对 WHI 数据的再分析中，研究者按绝经年限和患者年龄进行分组后，发现绝经 10 年之内开始接受激素治疗的妇女，冠心病发生率低于安慰剂组，而绝经 20 年以上再开始接受激素治疗者，冠心病发生率则高于安慰剂组。包含 WHI 数据的 Meta 分析提示：60 岁以下接受单独雌激素治疗的女性冠心病患病率和死亡率均显著下降。WHI 中，50 ～ 59 岁组单纯雌激素治疗和雌 - 孕激素治疗累积的数据提示全因死亡有显著下降，雌激素治疗和雌激素 + 孕激素分别分析则没有统计学意义。丹麦骨质疏松预防研究（The Danish Osteoporosis Prevention Study，DOPS）研究人群在绝经时就前瞻性接受标准剂量的雌激素和炔诺酮（去甲脱氢羟孕酮）治疗 10 年、随访 16 年，因心肌梗死和充血性心衰住院率和死亡率显著下降。而 MHT 对乳腺癌、对认知功能等的影响都有类似现象。所以，MHT 有一个最适合治疗的时间段，称之为"机会窗口期"，一般认为，这一段时间为绝经 10 年之内或 60 岁以前，中年女性在这一时间段启用 MHT，会形成一个对骨骼、心血管和神经系统的长期保护作用，只有在这一时期，MHT 才作为一线治疗，错过了这一黄金"窗口期"，应用 MHT 的收益 – 风险比将变小。对于仅以预防骨折为目的、既往未用 MHT 且年龄 ≥ 60 岁的女性，不推荐开始使用 MHT，在 70 岁以后就不可以启动 MHT。对于提前绝经者（指 40 岁之前卵巢功能衰竭）主张 HRT 至少应用到正常绝经年龄，此后是否继续 HRT 的原则与正常绝经女性相同。

136. MHT 后的乳腺癌风险的增加主要与应用的孕激素有关

对于已经患有乳腺癌的患者，目前的证据一致支持不应用 MHT。一般意义上的乳腺增生并非病理性改变，MHT 对其无明确影响。对于健康人 MHT 是否增加发生乳腺癌的风险，仍存在很大争议。目前观点是 MHT 后即使有乳腺癌风险增加，这个增加的风险也是很小的（每年 < 0.1%），小于一般生活方式，如体育活动少、肥胖和饮酒所带来的风险。MHT 后的乳腺癌风险主要与应用的孕激素有关。微粒化孕酮或地屈孕酮可能比人工合成

的孕激素（醋酸甲羟孕酮片，炔诺酮）致乳腺癌风险更低，不过
还需进一步积累资料。MHT 后的乳腺癌风险与用药的时间长度
也有关。根据 WHI 的资料，即使采用的是醋酸甲羟孕酮这种对
乳腺不利的孕激素，在治疗的最初 5 ～ 7 年内也不增加乳腺癌的
风险。替勃龙可能比经典的雌、孕激素治疗的乳腺癌风险低。

137. MHT 对肌肉和关节有潜在益处

骨骼肌上存在雌激素受体，但是关于雌激素与骨骼肌相互作
用的研究较少。一些临床前和有限的临床研究提示，绝经后女性
补充雌激素有利于保持或增加肌肉的数量、肌肉力量。

雌激素能够保护关节的生物力学结构和功能。WHI 研究
中，雌激素＋孕激素联合治疗组关节痛和关节僵硬均小于对照组
（47.1% *vs.* 38.4%，*OR*=1.43，95%*CI*：1.24 ～ 1.64）。单独应用
雌激素治疗组 1 年后关节痛症状较安慰机组显著减轻（76.3% *vs.*
79.2%，*P* < 0.001），停用后会出现更多不适。

138. 需考虑 MHT 对胆囊的不利影响

接受口服雌激素的女性更容易出现胆囊结石、胆囊炎和胆
囊切除术，可能因为肝脏的首过效应。雌激素使胆汁中胆固醇的
浓度增加，过饱和使胆固醇更容易沉积在胆道，抑制胆囊收缩，
促进胆汁结晶。在观察性研究中发现，经皮雌激素绕过了首过效

应，胆囊疾病的风险就低于口服给药。在 WHI 研究中自我报告的胆囊疾病风险为每 10 000 名应用雌激素＋孕激素的女性每年胆囊疾病约增加 47 例，而单纯应用雌激素者每年 10 000 人约增加 58 例，所以单独应用雌激素或雌激素＋孕激素联合应用均增加胆囊结石、胆囊炎和胆囊切除的风险。

参考文献

1. 刘霞. 绝经激素治疗中的常见问题与处理. 中华全科医师杂志，2016，15（12）：915-917.

2. 郁琦. 女性绝经激素治疗的现代观点. 中华全科医师杂志，2016，15（12）：897-901.

3. 中华医学会妇产科学分会绝经学组. 绝经相关激素补充治疗的规范诊疗流程. 中华妇产科杂志，2013，48（2）：155-158.

4. 唐瑞怡，陈蓉. 女性健康与绝经期激素治疗. 中华老年医学杂志，2015，34（9）：931-934.

5. The NAMS 2017 Hormone Therapy Position Statement Advisory Panel.The 2017 hormone therapy position statement of The North American Menopause Society. Menopause，2017，24（7）：728-753.

6. Baber R J，Panay N，Fenton A，et al.2016 IMS Recommendations on women's midlife health and menopause hormone therapy.Climacteric，2016，19（2）：109-150.

7. Cauley J A，Robbins J，Chen Z，et al.Effects of estrogen plus progestin on risk of fracture and bone mineral density：the Women's Health Initiative randomized trial.

JAMA，2003，290（13）：1729-1738.

8. Jackson R D，Wactawski-Wende J，LaCroix A Z，et al.Effects of conjugated equine estrogen on risk of fractures and BMD in postmenopausal women with hysterectomy：results from the women's health initiative randomized trial.J Bone Miner Res，2006，21（6）：817-828.

（卜　石）

骨质疏松性骨折

139. 骨质疏松性骨折是非暴力性骨折

骨质疏松性骨折又可称之为脆性骨折，是相对于暴力性骨折而言。一般来说，如果骨骼状况良好的人在同样状况下不会发生骨折，而该患者却发生了；或者说在身高重心位置及以下高度摔倒发生的骨折，均可称之为骨质疏松性骨折。需要注意的是，从广义上来说，骨质疏松性骨折包括原发性或继发性骨质疏松性骨折；从狭义上说，常提到的骨质疏松性骨折多指原发性骨质疏松性骨折。骨质疏松性骨折可发生在骨骼的任何一个部位，是骨结构衰退和骨功能衰竭的表现。

140. 骨质疏松性骨折的发生率呈上升趋势

骨质疏松性骨折的发生随全球老龄化的趋势蔓延而迅猛流行。Cooper 等总结并预测了世界范围内髋部骨折发生的情况，认为髋部骨折患者将从 1990 年的 166 万人上升到 2050 年的 626 万人，而亚洲患者将占到其中一半以上；尤其是＞ 70 岁患者的髋部骨折发生率将明显升高。和原发性骨质疏松症易发生于女性、老人一样，原发性骨质疏松性骨折也易发生于女性、老人尤其是相对年轻的老人（70 ～ 74 岁年龄组）。夏维波等对北京地区医院髋部骨折数据进行了分析，发现 2002—2006 年间的髋部骨折发生率与 1990—1992 年间相比较：在≥ 50 岁患者中，女性增加了 2.76 倍，男性增加了 1.61 倍；在≥ 70 岁患者中，女性增加了 3.37 倍，男性增加了 2.01 倍。

141. 骨质疏松性骨折的危害是较高的伤残率和病死率

骨质疏松性骨折最常见的发生部位为脊椎、桡骨远端、股骨近端、肱骨近端、踝部等，其中以髋部骨折的后果最为严重，伤残率最高，甚至可因并发症而危及生命。脆性骨折本身虽然并不致命，但老年人所伴有的基础疾病与多系统并存症往往是造成高病死率的主要原因。美国一项大宗病例统计分析结果显示，髋部骨折老年患者有 20% 在一年内死于并发症，骨折一年后能恢复到伤前生活活动能力者仅占 25%。

老年人一旦发生骨折常造成情绪低落、忧虑、失去信心等消极情绪，原有认知障碍者的症状可进一步加重。研究显示，骨质疏松性骨折患者生命周期短于健康人群，这种表现在男性更加明显，在年龄小于 75 岁的老人组更加明显，在髋部骨折更加明显。

142. 第一次骨质疏松性骨折后再次发生骨质疏松性骨折的风险增加 2 ~ 4 倍

第一次骨折后，女性再次骨折风险增加 2 倍，男性增加 4 倍。来自澳大利亚的纳入 2245 例女性和 1760 例男性 60 岁以上社区居民的前瞻性队列研究，最长随访时间为 16 年，有 40% 的女性和 60% 的男性在初次骨折后 10 年内发生了第二次骨折。来自西班牙出院患者数据库分析：1 次骨折史的 3430 人，在研究期间 255 人（7.4%）发生了第 2 次髋部骨折，第一次和第二次骨折间隔时间约为 3.7 年。45 岁以上人群髋部骨折发生率为 290.5/10 万（男性为 131.03/10 万，女性为 433.11/10 万），第 2 次髋部骨折发生率 956.7/10 万（男性为 595.5/10 万，女性为 1052.1/10 万）。

143. 骨质疏松性骨折的诊断难点在于不典型的临床表现、影像学表现及可能增加的病理性骨折

骨折一旦发生，疼痛、畸形、功能障碍等症状及体征就会很快出现，借助于 X 线检查等辅助手段，一般诊断并不困难。但骨质疏松性骨折诊断的难点在于：①老年患者对疼痛的敏感性差，症状可能不太明显，如椎体轻度的压缩性骨折、股骨颈的嵌插型骨折，易造成漏诊或误诊；此时就需要密切观察症状变化，并

进行 CT 检查以明确诊断。②当面对患者的多个椎体压缩性骨折时，X 线片及 CT 检查均无法确定哪个椎体发生了新鲜骨折，此时就需要 MRI 检查来明确，由于新鲜骨折会造成髓内出血、水肿导致含水量的变化，通过 MRI 信号异常即可敏感的反映出来；③ MRI 检查对于髓内微骨折的诊断具有独特的价值，而微骨折经 X 线片及 CT 检查均不能诊断，常被误认为是挫伤；④老年骨折患者还要注意鉴别的是，骨折是骨质疏松性、骨肿瘤或肿瘤骨转移引起的病理性骨折，此时就需要结合全身情况及其他化验、检查来综合确定。

144. 骨密度测定有助于手术方式的选择及术后的长期治疗

骨密度不仅是决定骨折内固定界面稳定的重要因素，也是骨折内固定术后失败的重要预测指标。因此，通过双能 X 线骨密度（dual energy X-ray absorptiometry，DXA）测定是骨质疏松性骨折围手术期干预中不可缺少的一个常规步骤。腰椎和髋部骨密度评价对了解患者全身及局部骨骼病变状况，区分骨质疏松性骨折性质（*T* 值过低，通常为继发性骨质疏松性骨折）、预测术中再骨折（髋部骨量过低，术中易出现再骨折）、术后再骨折（腰椎骨量过低，术后相邻椎体再骨折概率明显上升）及是否进行内固定或使用骨水泥等方法的选择具有重要的临床价值。骨密度测定还可用于指导术后抗骨质疏松治疗和随访监测。

145. 复位、固定、功能锻炼和抗骨质疏松治疗是治疗骨质疏松性骨折的基本原则

骨质疏松性骨折的外科治疗目的不是单纯治疗骨折，而是为了预防骨折的并发症、降低病死率，以尽早恢复伤前的生活质量。复位、固定、功能锻炼和抗骨质疏松治疗是治疗骨质疏松性骨折的基本原则，理想的治疗是上述四者有机结合。在尽可能不加重局部血运障碍的前提下将骨折复位，在骨折牢固固定的前提下尽可能早期进行功能锻炼，使骨折愈合和功能恢复均达到比较理想的结果。同时合理选择和使用抗骨质疏松药物，避免骨质疏松症加重或发生再骨折。

骨质疏松性骨折的治疗应强调个体化，并不是每一个患者都需要手术治疗。具体方法应根据骨折部位、骨折类型、骨质疏松程度和患者全身状况而定，权衡非手术与手术治疗的利弊，做出合理选择。以老年骨质疏松性骨折患者为例，其具有抵抗力差、脏器功能衰退、代偿功能下降、并发症多等病情特点，麻醉与手术风险明显增高，并因术后卧床、制动，易并发呼吸道感染、褥疮、下肢深静脉血栓形成等并发症。因此，术前应对患者全身健康状况做出评估和相应处置，尽量选择创伤小、对关节功能影响少的方法，不应强求骨折的解剖复位，而应着重于组织修复和功能恢复，以最大可能降低手术对老年患者的打击。

146. 微创手术治疗椎体骨质疏松性压缩骨折安全、有效

脊柱是骨质疏松性骨折最常见的部位之一，约90%的比例发生在胸腰段，主要包括椎体压缩性骨折和椎体爆裂性骨折。约85%的患者有疼痛症状，15%的患者可无症状。在治疗方面，对于椎体压缩程度较轻（高度丢失＜1/3）、疼痛不剧烈的患者，可采用非手术治疗；对椎体压缩程度明显（高度丢失＞1/3）、椎体后壁尚完整、疼痛明显、经保守治疗效果不佳者，可考虑微创手术治疗。经皮椎体成形术（Percutaneous vertebroplasty，PVP）和经皮椎体后凸成形术（Percutaneous kyphoplasty，PKP）是目前建议应用的微创手术治疗措施，可达到减轻疼痛、稳定脊椎、恢复脊柱生理曲度和早期活动等目的。对于PVP和PKP的疗效孰优孰劣目前仍无定论，但可以肯定的是，PVP和PKP治疗椎体骨质疏松性压缩骨折均安全、有效，术后疗效明显优于非手术治疗，而在减少骨水泥渗漏及纠正脊柱后凸畸形方面，PKP更具优势。脊柱骨质疏松性骨折的发生，提示着全身骨强度明显降低，新的脊柱骨折或非脊柱骨折的危险性明显增加，这时是强化抗骨质疏松治疗和预防跌倒的重要时期。

147. 髋部骨质疏松性骨折需根据患者具体情况决定治疗方式

此类骨折主要包括股骨颈骨折和股骨转子间骨折，其特点

是致畸、致残率高、康复缓慢、病死率高。对于股骨颈骨折，需根据患者具体情况采用非手术或手术治疗。一般骨折移位不明显或为嵌插型骨折，或一般情况较差而无法耐受手术的患者，可采用非手术治疗。非手术治疗措施包括卧床、牵引（骨牵引或皮牵引）、支具固定、营养支持等治疗措施。有移位的股骨颈骨折患者常需手术治疗，包括外固定架、内固定、人工关节置换（人工股骨头置换、人工全髋关节置换）等。选择人工股骨头置换还是人工全髋关节置换，主要根据患者的年龄、全身状况、预期寿命、髋臼有无破坏而定。对高龄、全身情况较差、预期寿命不长、髋臼基本完整者，可考虑行人工股骨头置换，以缩短手术时间，减少术中出血，也基本能满足日常生活的要求。反之，则可行人工全髋关节置换。股骨转子间骨折有移位者可行切开复位内固定。内固定包括髓内固定和髓外固定。髓内固定系统包括Gamma 钉、股骨近端髓内钉、股骨近端防旋髓内钉、股骨重建钉及 InterTan 等，因髓内固定的生物力学特性而更被推崇；髓外固定系统包括动力髋螺钉、锁定加压钢板、髋部解剖钢板等。股骨转子间骨质疏松性骨折的治疗需个体化，注重患者全身情况，尽量恢复力线和长度，纠正旋转和成角，采取相对稳定的固定方式（髓内固定），最大限度减少手术时间，适当应用骨水泥加强内固定，当内固定可靠性受到质疑时可行关节置换，同时抗骨质疏松治疗应与手术治疗并重，应意识到可能会出现的并发症而进行预防。

148. 桡骨远端骨质疏松性骨折的治疗方式可有多种选择

此类骨折多为粉碎性骨折，且常累及关节面，骨折愈合后易残留畸形和疼痛，造成腕关节和手部功能障碍。治疗多采用手法闭合复位、石膏或小夹板外固定。手法闭合复位宜尽量恢复关节面的平整及正常的掌倾角和尺偏角。对累及关节面的桡骨远端粉碎性骨折、不稳定的桡骨远端骨折、手法闭合复位不满意者可采用手术治疗，可根据骨折的具体情况选用外固定支架、切开复位内固定等术式。

149. 肱骨近端骨质疏松性骨折的治疗方式可有多种选择

此类骨折如无移位可采用非手术治疗，方法为颈腕吊带悬吊、贴胸位绷带固定或肩部支具固定等。有移位的骨折多需手术治疗，可根据患者具体情况采用闭合或切开复位内固定或人工肱骨头置换等。切开复位内固定可采用肱骨近端解剖型钢板或锁定加压钢板等，其松动概率小，对周围软组织干扰少，尤其适合于骨质疏松性骨折的治疗。克氏针、螺钉、张力带钢丝操作简便，对组织损伤小，在保证肱骨头颈固定牢靠的前提下可用来固定肱骨大结节，但对于严重的粉碎性骨折不适用。对高龄肱骨近端三部分或以上的严重粉碎性骨折患者，可考虑行人工肱骨头置换术。

150. 原发性骨质疏松性骨折和继发性骨质疏松性骨折的处理方式大有不同

原发性骨质疏松性骨折其骨组织病变以小梁骨（松质骨）丢失为主，皮质骨较硬，手术固定强调跨越对侧皮质骨，术后应注重抗骨质疏松治疗；继发性骨质疏松性骨折是由疾病或药物所致的骨质疏松症诱发，以松质骨和皮质骨同时受损为其主要病理改变，易发生内固定或假体植入物的早期松动，手术前后应强调原发诱因的控制，以及抗骨质疏松治疗。

继发性骨质疏松性骨折与普通骨折术前处理方法不同之处在于：①须明确骨折诱发病因是否可能与手术产生冲突；②医患沟通方面在说明患者骨折的手术选择和手术风险的同时，应强调骨质疏松症是骨折的诱因，而骨质疏松症又是由于疾病或药物所致，所以手术难度大，术后疗效受多重因素影响；③应重视骨质疏松症及各种病因本身对骨折手术内固定或人工植入物，以及术后骨折愈合的负面影响，定期随访评估骨骼状态，积极病因控制和抗骨质疏松治疗。

151. 骨质疏松性骨折后应尽快镇痛治疗

疼痛是发生骨质疏松性骨折后最常见的主诉，包括骨质疏松所致疼痛和骨折后疼痛。前者的主要原因是破骨细胞功能亢进，骨量快速丢失，骨微细结构破坏；疼痛通常在下半夜或凌晨时发生，骨丢失越快，骨量越低，骨痛越明显；后者的疼痛通常只出现在骨折部位，较局限。在治疗方面，骨折后应尽快镇痛治疗，可选择口服药物治疗及神经阻滞镇痛，使 VAS 疼痛评分在 3 分以下。降钙素对于两种疼痛的缓解都具有十分显著的疗效，它不仅可特异性地作用于破骨细胞，减少其活力和数量；其中枢性的作用还可激活阿片类受体，抑制疼痛介质及增加 β 内啡呔的释放，阻断疼痛感觉的传导。

152. 骨折后应用降钙素可以有效预防急性骨量丢失

各类骨折发生时即刻出现急性骨量丢失，临床表现为血钙水平上升，CTX 水平升高。对于创伤性骨折患者来说，急性骨量丢失是骨骼本身的一种自我保护。此时，生理性局部骨折修复过程开始启动，破骨细胞活化，以偶联激活成骨细胞，促进骨折愈合。但骨质疏松症患者则不然，骨质疏松性骨折及制动所导致的急性骨量丢失将进一步加重骨代谢异常的恶性循环。

降钙素是目前临床唯一具有阻止急性骨量丢失适应证的治疗药物。它既能有效抑制钢板下骨质疏松，增强骨骼力学性能，又能修复非损伤侧骨骼力学参数，改善骨微结构。骨质疏松性骨折后给予降钙素治疗可以防止废用性和局部骨质疏松，而且具有良好的止痛效果，所以患者术后可提前离床活动，防止健侧髋部骨质疏松发生，但降钙素使用时间一般建议不超过 3 个月。

153. 早期运动是减少骨折后慢性骨量丢失的关键

骨折后常给予制动，一般制动 2 周后，每 24 小时尿钙排出量可增加 40%，随着制动时间的延长，骨量丢失快而广泛。骨折后局部骨质疏松是由于慢性骨量丢失，在骨折部位及邻近关节周围产生的一种特异性制动性骨质疏松形式，长期石膏制动后局部骨质疏松的好发部位为干骺端、腕骨及跗骨，应用钢板或螺钉内固定而未用石膏制动好发部位在钢板下，即因应力遮挡或局部骨膜及骨内膜血供损害而致。长期制动又加重了骨质疏松性骨折后的急性骨量丢失，骨量平均每周下降 1%，6 个月后下降超过 30%。改善慢性骨量丢失的关键在于解除制动，早期运动及进行康复。

154. 围手术期的内科评估是手术能否成功的重要一环

骨质疏松性骨折的处理是一个系统工程。通过评估可以识别那些不利于手术安全的危险因素，给予及时治疗和处理，必要时多学科团队介入，以最大限度地减少手术并发症和死亡风险，促进患者术后康复。具体评估内容包括：认知、精神状态、营养状态、心肺肾功能、肺感染风险、心脑血管疾病风险、血栓与出血风险、血压及血糖状态等，评估的原则是获益要大于风险。

一般经过评估和相应处理后，如果患者手术的风险大于获益，建议采取保守或姑息方案；反之，如果手术获益大于风险，即进入术前准备。应该认识到，骨质疏松性骨折的处理是一个系统工程，内分泌科的骨代谢专科管理从预防骨质疏松症就开始了，并贯穿至骨质疏松性骨折的治疗及康复。针对中国多数患者骨折手术后尚不能做到及时随诊复查，对于骨质疏松症的危害常不以为然，更难以坚持抗骨质疏松治疗的现状，应该加强患者的宣传教育，告知他们在术后住院期间即要开始一个覆盖时间较长的抗骨质疏松治疗，出院后坚持在内分泌科和骨外科随诊复查，以保证最大的治疗获益。

155. 骨质疏松性骨折急性期使用双膦酸盐不影响骨折愈合

双膦酸盐类药物通过抑制破骨细胞来增加骨密度，减少骨丢失，促进骨折愈合；通过延迟钙化软骨向编织骨及编织骨向层状骨的转化，而增加骨痂的体积。另外，双膦酸盐可重塑骨痂组织，促进椎体融合。

当骨质疏松性骨折发生后，应用双膦酸盐的时机曾经是个有争议的问题。章振林团队对纳入来自 10 个 RCT 研究的 2888 例患者数据进行 Meta 分析，认为骨折早期（手术后 3 个月内）应用双膦酸盐，无论从影像学还是临床评估对骨折的愈合均无不利影响，并且早期应用双膦酸盐的患者髋部骨密度在用药 12 个月后有更好的改善。对骨质疏松性骨折伴高骨转换的患者，双膦酸盐应尽早使用；而对低转换的骨质疏松性骨折患者，双膦酸盐应时机则应个体化处理。国际骨折修复学会及欧洲骨质疏松症骨关节炎临床和经济学会专家共识指出：双膦酸盐在实验性骨质疏松性骨折愈合过程中，可增加骨痂体积和骨矿化，减缓骨痂重塑，增强机械强度和改善植入物的骨结合。临床上骨质疏松性骨折发生后，即刻使用双膦酸盐，可以改善骨骼矿化，稳定内固定植入物，并未见其影响骨骼修复及骨折愈合。

156. 骨质疏松性骨折后重组人甲状旁腺激素的使用

重组人甲状旁腺激素(Recombinant Human Parathyroid Hormone 1-34, rhPTH 1-34) 为临床加速骨折愈合提供了一个全新的选择。rhPTH1-34 可促进早期和晚期的骨形成，并通过增加骨容积来加速骨折愈合。骨形成的促进增强了骨痂的几何形态优化，而骨容积的增加改善了骨质疏松症患者的骨质量。近年研究发现，对于术中内固定或假体稳定性较差的重度骨质疏松症患者，术后尽早使用 rhPTH1-34 可早期预防内固定移位、假体周围骨折和无菌性松动。与双膦酸盐增加外骨痂面积不同，rhPTH1-34 并不增加骨折外骨痂面积，而是通过促进软骨细胞增生和软骨形成来提高骨痂的容积和矿化面积，加速骨折愈合。rhPTH1-34 在增加骨形成的同时，对失负荷（卧床或制动）状态下的骨折愈合同样有直接促进作用。

157. 预防跌倒可以减少再骨折的风险

骨质疏松症患者预防跌倒，可有效防止骨质疏松性骨折；而已经发生骨折的患者，预防跌倒可以减少再骨折的风险。跌倒是衰老的标志之一，老年人是跌倒的好发人群，跌倒的老年人中约 9% 会发生骨折。据国外资料报道，约 30% 的 65 岁以上老年人平均每年会跌倒一次；40% ～ 50% 的 80 岁以上老年人平均每年至少跌倒一次，多次跌倒者占老年人群的 4% 左右。因此，老年人群是预防跌倒的重点关注人群。

158. 肌少症与跌倒风险增加相关

肌少症是老年人中常见的一种以骨骼 - 肌肉量下降、肌力减退为主要特征的综合征，患有肌少症的患者容易发生跌倒，增加再骨折风险。保持合理生活方式，注意营养均衡，适当进行体育运动锻炼，增强肌肉力量，减少肌肉流失，是预防和延缓肌少症发生，并进一步预防再骨折发生的重要措施。

159. 预防跌倒需要综合措施

（1）保持营养均衡饮食，避免过度饮酒

摄取足够的钙及维生素 D，绝经后妇女和老年人每日钙摄入的推荐量为 1000mg，日常每日从食物中摄入的钙约 400mg，故平均每日宜额外补充钙剂 600mg。但应避免超剂量补钙，导致增加泌尿系结石与心血管疾病的风险。老年人因缺乏户外日照及维生素 D 的摄入和吸收障碍，常致维生素 D 缺乏，建议每日摄取维生素 D 800 ～ 1200U，使血清 25-（OH）D 水平达到 30ng/mL（75nmol/L），有助于降低跌倒和骨折风险。维生素 D 不仅关系到钙的吸收，骨基质矿化，还能使肌肉 II 型纤维增粗，提高肌肉力量、加强神经肌肉间信号传递。研究发现，血清 25-（OH）D 水平与站立及行走速度相关。与对照组比较，可降低约 22% 的跌倒风险。

（2）有规律的持之以恒的体育锻炼对预防跌倒起有益的作用

老年人参加运动前应进行健康和体质评估，充分听从医生的建议和指导。运动的 5 大要素：力量、耐力、灵活性、平衡性和协调性。老年人不可能做到兼顾，应依据安全性和可行性确立自己的运动项目、运动量与目标，推荐低中强度的有氧运动。运动开始前做好充分的热身运动是防止运动损伤的重要步骤。

（3）设置更适合老年人的生活环境

适合老年人的生活环境，如家居的设置、光线、照明、家具的高矮、地表防滑、防冲撞装置等；公共设施，如扶手、栏杆、灯光照明亮度、斜坡、台阶、阶梯处的标志、路面的防滑等应达到基本要求。

（4）及时治疗可能引起跌倒的各种急慢性疾病

例如，影响视力的白内障、骨关节炎、位置性低血压、反复发作的眩晕和帕金森综合征等。避免不适当使用药物，凡是能引起跌倒的药物尽量不用或慎用，必须应用则尽可能减少使用剂量。

（5）开展预防跌倒的健康教育，对跌倒危险人群尤为重要

应使患者了解跌倒的后果，导致跌倒的各种危险因素及预防跌倒的方法。对老年人进行个体化的危险因素分析并设计具体的跌倒预防措施，包括提醒老年人上下楼梯要注意扶扶手；转身与头部转动动作宜慢不宜快；使用坐式便器而不用蹲式便器，夜间利用床旁便器；清醒后不宜马上起床，站起前先坐位半分钟；步态不稳的老年人应当使用行走辅助器，如手杖、助行器、轮椅等；其他生活辅助器，包括加长的鞋拔、淋浴室的扶手、淋浴用椅、防滑垫、防滑鞋、无绳电话、取物器和滑行车的准备和使用等问题。

160. 髋骨骨折人工股骨头置换术后的康复治疗

（1）术后第一天开始（根据疼痛程度），持续到术后一个月复查

卧位训练：①踝泵：勾脚 5 秒，绷脚 5 秒，一次 50 个，一天 4～5 次；②大腿绷劲：10 秒 ×10 个，逐渐增加到 10 秒 ×30 个，一天 3 次；③臀部肌肉绷劲：10 秒 ×10 个，逐渐增加到 10 秒 ×30 个，一天 3 次；④弯腿（屈髋屈膝）：仰卧位屈髋 45°（避免内旋），1 分钟 ×5 个，一天 3 次；⑤体位：以外展外旋为主，最好两腿间夹个枕头，避免双腿交叉，避免长时间在

膝下垫东西一面造成屈膝屈髋挛缩。

坐位训练：①坐起训练：在他人辅助下坐起，逐渐过渡到自己独立坐起（屈髋角度不要超过 90°，平躺到坐起逐渐过渡避免造成体位性低血压），避免久坐（＜ 1 小时）；②坐位抬腿：10 秒 ×10 个，逐渐增加到 10 秒 ×30 个，一天 3 次。

（2）术后 2 ～ 3 天开始（根据疼痛程度），持续到术后一个月复查

站位训练：①下地负重：先在床边坐一会，扶助行器用健肢着地，患肢逐渐负重，以自己能耐受程度为主站立 1 ～ 2 分钟，以后逐渐增加站立时间到 5 分钟，如果患肢能单腿站立 1 分钟可以扶助行器练习走路，一天 3 次（早期下地时间不宜过长，2 周内单次下地 10 分钟左右，拆线后如果伤口肿胀减轻可增加下地时间）；②站立位屈膝：10 个，一天 3 次；站立位髋外展：10 个，一天 3 次；③冰敷：术后如果患肢肿胀伤口疼痛可在肿胀部位冰敷 20 分钟，一天 3 ～ 5 次（不要直接接触皮肤，要垫一层毛巾）；④练习肌肉力量避免屏气，以免造成血压增高；⑤向健侧翻身不过两腿间要夹枕头避免内收，向患侧翻身时间不宜过长以免增加伤口（图 9）；⑥注意屈髋角度不要超过 90°，避免弯腰穿裤子、系鞋带、坐矮凳。

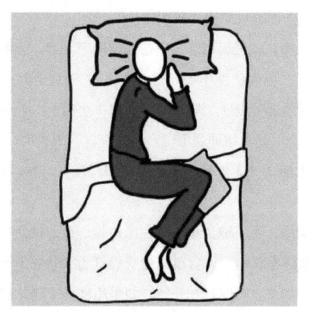

图 9　健侧翻身两腿间夹枕头

161. 骨质疏松性髋骨骨折空心钉或髓内针内固定术后的康复治疗

（1）术前第 1 天开始（根据疼痛程度），持续到术后一个月复查

卧位训练：①踝泵：勾脚 5 秒，绷脚 5 秒，一次 50 个，一天 4～5 次；②大腿绷劲：10 秒 ×10 个，逐渐增加到 10 秒 ×30 个，一天 3 次；③臀部肌肉绷劲：10 秒 ×10 个，逐渐增加到 10 秒 ×30 个，一天 3 次；④弯腿（屈髋屈膝）：仰卧位屈髋（角度无限制，根据情况循序渐进增大角度），1 分钟 ×5 个，一天 3

次；⑤体位：避免长期在膝下垫东西一面造成屈膝屈髋挛缩。

坐位训练：①坐起训练：在他人辅助下坐起，逐渐过渡到自己独立坐起（屈髋角度不要超过90°，平躺到坐起逐渐过渡避免造成体位性低血压），避免久坐（＜1小时）；②坐位抬腿：10秒×10个，逐渐增加到10秒×30个，一天3次。

（2）术后2～3天开始（根据疼痛程度），持续到术后一个月复查。

站位训练：①下地负重：先在床边坐一会，扶助行器用健肢着地，患肢逐渐负重，以自己能耐受程度为主站立1～2分钟，以后逐渐增加站立时间到5分钟，如果患肢能单腿站立1分钟可以扶助行器练习走路，一天3次（早期下地时间不宜过长，2周内单次下地10分钟左右，拆线后如果伤口肿胀减轻可增加下地时间）；②站立位屈膝：10个，一天3次；站立位髋外展：10个，一天3次；③冰敷：术后如果患肢肿胀伤口疼痛可在肿胀部位冰敷20分钟，一天3～5次（不要直接接触皮肤，要垫一层毛巾）；④练习肌肉力量避免屏气，以免造成血压增高。

162. 骨质疏松性骨折诊疗流程

一旦发生了骨质疏松性骨折，处理方式决不能仅仅局限于骨折本身，图10展示了骨质疏松性骨折的诊疗流程，这里有两个重要的节点：①需进行骨折病因的筛查，继发性骨质疏松症造成的骨折需要治疗原发疾病；②原发性骨质疏松造成的骨折除了骨折本身的处理和后期的康复外，必须进行抗骨质疏松治疗，这样才能有效降低再发骨质疏松性骨折的风险。在条件允许的情况下，急性期进行抗骨质疏松治疗不会延缓骨折的愈合。

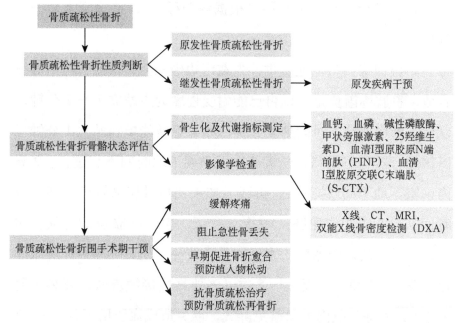

图 10　骨质疏松性骨折诊疗流程（彩图见彩插 8）

163. 骨质疏松性骨折指南之我见

2017 年 1 月中华医学会骨科分会骨质疏松学组发布骨质疏松性骨折诊疗指南，该指南参考了 80 余篇国内外文献。目前多数骨科医生更关注骨折治疗的手术方案，而对于围手术期的其他治疗及术后的骨质疏松症治疗关注度不够。希望有更多的协调员或多科室协作以更好的系统性的提高中国骨质疏松的诊疗范围及诊治力度。

164. 骨质疏松性骨折术前评估手段

（1）骨质疏松性骨折围手术期衰弱（frailty）评估（表9）

衰弱为术后不良事件的独立预测因子，衰弱患者更易进入亚急性病房（不能直接出院），为非衰弱患者的20倍；衰弱患者更易死于术后并发症，为非衰弱患者的4倍。

表9　衰弱筛查量表（The "FRAIL" Scale）

Fatigue	您感到疲劳吗?
Resistance	您能上一层楼梯吗?
Aerobic	您能行走一个街区的距离吗（500 米）?
Illness	您患有 5 种以上疾病吗?
Lost	您在最近 1 年内体重下降超过 5% 了吗?

注：评分 0～5 分。0 分：强壮；1～2 分：衰弱前期；3～5 分：衰弱。

（2）骨质疏松性骨折围手术期功能 / 体力状态和跌倒风险的评估

选用日常活动能力量表（ADLs）和工具日常活动能力量表（IADLs）深入筛查。

（3）骨质疏松性骨折围手术期认知功能评估——MMSE 和 MoCA 量表

认知障碍与术后 3 个月至 1 年死亡率相关，最常用的两种筛查量表：简易智能精神状态检查量表（mini-mental state examination，MMSE），是最常用的公认筛查老年痴呆的检测方法；蒙特利尔认知评估量表（The Montreal Cognitive Assessment，MoCA），筛查轻度认知功能损害优于 MMSE。

（4）骨质疏松性骨折围手术期精神状态评估——SAS、GDS 和 CAM-S 量表

骨质疏松性骨折围手术期精神状态评估量表包括：①焦虑：焦虑自评量表（SAS 简表）；②抑郁：老年抑郁评价工具（GDS 量表）；③谵妄：CAM-S 量表。

（5）骨质疏松性骨折围手术期谵妄的危险因素

谵妄是老年骨折围手术期常见并发症，与高病死率相关，会延长住院时间，增加住院费用，影响功能恢复。髋部骨折术后谵妄的发生率在 16.0%～43.9%。发生谵妄的危险因素见表 10。

表 10　发生谵妄的危险因素

认知行为障碍	疾病相关	代谢因素	其他
认知功能减退	严重疾病 / 并发症	营养不良	听力或视力减弱
疼痛、焦虑抑郁	肝肾功能不全	脱水	尿潴留或便秘、留置导尿
酗酒	贫血	电解质紊乱	年龄≥70 岁
睡眠严重不足	低氧血症	一般状况差	药物（苯二氮䓬类、抗胆碱能类、抗组胺药）等

（6）骨质疏松性骨折围手术期营养评估

老年人生理原因导致的身高下降、摄入减少、身体成分变化、肝肾功能下降等情况，使人体测量、实验室检查等客观指标均不能准确反映营养状况。2012 年全国老年住院患者的营养调查（MNA-SF）结果显示，具有营养不良风险的老年患者比例达 50%，已发生营养不良为 15%。围手术期评估需要识别有营养不良风险或已经存在营养不良的老年患者，并及时给予合理的营养支持。

所有患者均应接受营养状态评估：询问身高、体重、BMI，检测血清白蛋白和前蛋白；询问过去一年体重下降情况（非减肥状态）。如果合并以下之一，证明存在严重营养不良发生风险：① BMI ＜ $18.5 kg/m^2$ 合并一般情况较差；②过去 6 个月内未减肥但体重下降 10% ～ 15%；③进食下降，不能达到正常进食量的 50%；④ ALB ＜ 3.0g/dL（无肝肾功能不全证据）。

同时，可以采用老年营养风险指数（GNRI）进行评估，为国际上推荐的适合老年人的营养评估指标。

老年营养风险指数 =1.489× 白蛋白比重（g/L）+41.7×（体重 / 理想体重）。

理想体重计算公式：男性：身高厘米 － 100 －［（身高厘米 － 150）/4］；女性：身高厘米 － 100 －［（身高厘米 － 150）/2.5]。

根据上述公式，老年营养风险分为四级：严重风险：（GNRI ＜ 82）；中度风险：（82 ≤ GNRI ＜ 92）；低风险：（92 ≤ GNRI ＜ 98）；无风险：（GNRI ＞ 98）。

（7）骨质疏松性骨折围手术期心脏评估——METs 评分（表 11）

心血管事件是手术后最具危险的并发症之一，建议老年患者术前进行运动耐量及心血管危险性评估。

表 11　非心脏手术 – 运动耐量评估

代谢当量（METs）	问题
1 METs	你能够做下列活动吗？
	能照顾自己吗？
	能自己吃饭、穿衣、使用工具吗？
	能在院子里散步吗？
	能按 50 ～ 80 米 / 分速度行走吗？
4 METs	能做简单家务（打扫房间、洗碗）吗？
	能上一层楼或爬小山坡吗？
	能快步走（100 米 / 分）吗？
	能短距离跑步吗？
	能做较重家务（拖地、搬动家具）吗？
10 METs	能参加较剧烈活动（跳舞、游泳等）吗？

注：运动耐量分级：良好（＞ 10METs），中等（4METs ～ 10METs），差（＜ 4METs）良好临床危险性较小，而运动耐量差患者耐受力差，手术危险性大。

（8）骨质疏松性骨折围手术期卒中风险评估——Essen 评分（表 12）

表 12　采用 Essen 卒中风险评分量表

危险因素	评分（分）
年龄＜ 65 岁	0
年龄 65 ～ 75 岁	1
年龄＞ 75 岁	2
高血压	1

续表

危险因素	评分（分）
糖尿病	1
既往心肌梗死	1
其他心脏病（除外心肌梗死和心房颤动）	1
周围血管病	1
吸烟	1
既往 TIA 或缺血性卒中病史	1
总分	9

（9）骨质疏松性骨折围手术期血栓与出血风险评估

许多需要接受非心脏手术的老年患者同时在接受抗凝治疗或抗血小板治疗，因此必须对围术期血栓及出血风险进行评估。目前骨科髋部骨折手术，围手术期建议使用半量低分子肝素至术前 12 小时，术后 12 小时可继续使用。围手术期可不用停用阿司匹林，术前停用氯吡格雷时间亦不做要求，当然麻醉方式需要注意。术后对于髋关节置换患者建议服用新型抗凝药物（如利伐沙班）治疗 1～3 个月，大于 75 岁高龄患者可酌情减少剂量。

参考文献

1. Cooper C，Cole Z A，Holroyd C R，et al.Secular trends in the incidence of hip and other osteoporotic fractures.Osteoporos Int，2011，22（5）：1277-1288.

2. Xia W B，He S L，Xu L，et al.Rapidly Increasing Rates of Hip Fracture in Beijing，China. J Bone Miner Res，2012，27（1）：125-129.

3. Kanis J A，Odén A，McCloskey E V，et al.A systematic review of hip fracture incidence and probability of fracuture worldwide.Osteoporos Int，2012，23（9）：2239-2256.

4. Eisman J，Clapham S，Kehoe L，et al.Osteoporosis prevalence and levels of treatment in primary care：the Australian BoneCare Study.J Bone Miner Res，2004，19（12）：1969-1975.

5. Dawson-Hughes B，National Osteoporosis Foundation Guide Committee. A revised clinician's guide to the prevention and treatment of osteoporosis.J Clin Endocrinol Metab，2008，93（7）：2463-2465.

6. Bliuc D，Nguyen N D，Milch V E，et al.Mortality risk associated with low-trauma osteoporotic fracture and subsequent fracture in men and women.JAMA，2009，301（5）：513-521.

7. Center J R，Bliuc D，Nguyen T V，et al.Risk of Subsequent Fracture after Low-Trauma Fracture in Men and Women.JAMA，2007，297（4）：387-394.

8. Mazzucchelli R，Perez-Fernandez E，Crespi N，et al.Second Hip Fracture：Incidence，Trends，and Predictors.Calcif Tissue Int，2018，102（6）：619-626.

9. Li Y T，Cai H F，Zhang Z L.Timing of the initiation of bisphosphonates after surgery for fracture healing：a systematic review and meta-analysis of randomized controlled trials.Osteoporos Int，2015，26（2）：431-441.

10. 中华医学会骨科学分会骨质疏松学组.骨质疏松性骨折诊疗指南.中华骨科杂志，2017，37（1）：1-10.

（张　萍　李新萍）

药物基因组学与骨质疏松症的精准治疗

165. 骨质疏松症的药物基因学研究进展迅速

遗传学的研究为药物开发提供了机会。在骨质疏松症与骨表型的 GWAS 研究所发现的大量基因中，一部分已作为临床药物靶点进行了抗骨质疏松症的药物研发，包括：狄诺塞麦（靶点为 *RANKL*）、硬骨素抑制剂（靶点为 *SOST*）、选择性雌激素受体调节物（SERM，靶点为 ESR1）、甲状旁腺激素类似物（靶点为 *PTH*）、双膦酸盐（靶点为 Farnesyl pyrophosphate）、雌激素（靶点为 ESR1）、*Cathepsin K* 抑制剂（靶点为 *Cathepsin K*）、*DKK1* 抑制剂（靶点为 *Dickkopf-related protein 1*，*DKK1*）等。

与此同时，个体对于药物的反应性存在异质性，会受到其所携带基因型的影响。药物基因学研究在一方面将可能有助于预测患者对药物的反应性并有助于选择适合的药物与剂量；另一方面将可能使患者在药效最大化的同时规避严重不良反应风险。骨质疏松症药物的药物基因学研究逐渐受到关注，并获得了初步的研究结果。值得注意的是，目前已有的药效研究多基于绝经后的女性人群开展，基于男性人群的骨质疏松症药效基因学研究仍缺乏，且尚无针对继发性骨质疏松症的药效基因学研究，不同药效基因学研究所采用的结局指标各不相同，因而存在争议。

已有部分骨质疏松症药效基因研究关注了骨骼与矿物质代谢稳态调节的关键编码基因 [维生素 D 受体（*VDR*）、雌二醇受体 α 和 β（*ERα*、*ERβ*）]、骨基质蛋白的编码基因（胶原 1（*COL1A1*））、参与成骨与破骨细胞调节通路的基因 [脂蛋白受体相关蛋白 5 和 6（*LRP5*、*LRP6*）]、Wnt 通路的基因与骨保护素基因（*TNFRSF11B*）等，对于双膦酸盐和（或）雷洛昔芬（Raloxifene，即一种雌激素拮抗剂）药效的影响；另有一项针对特立帕肽（Teriparatide，即重组人甲状旁腺激素）的药效基因研究并未取得显著结果；此外，其他新型药物的药物基因学研究仍然欠缺，有待开展。同时，其中多数研究仅针对上述基因的 1 个或很少几个多态性位点进行分析，且仍需要验证和重复。目前尚无大规模的、不基于假设的、全基因组的骨质疏松症药效基因研究。曾有一项药物基因学研究纳入了 162 例严重骨质疏松症患者并在全基因组范围内扫描了与特立帕肽药效相关的易感基因座位，发现 *NLGN1* 与 *WNT2B* 基因与其药效有关。

166. 含氮双膦酸盐药物（NBP）存在药效基因

甲羟戊酸通路的两个关键酶法呢基焦磷酸合酶（FDPS）与异戊二烯基二磷酸合酶 1（GGPS1）的多态性与双膦酸盐药物有关。有两项基于绝经后的白种人女性研究发现，*FDPS* 基因的多态性 rs2297480 的 A 等位基因的携带者对阿仑膦酸钠或伊班膦酸盐治疗的反应性更好，治疗 24 个月后尿中骨吸收指标得到更好的改善；其中一项研究还发现使用阿仑膦酸钠或利塞膦酸盐且不用雷洛昔芬平均治疗 2.5 年后，rs2297480 的 *AA* 基因型的患者骨密度每年增长 1%，而 *CC* 基因型的患者骨密度每年损失 1.6%；rs11264359 的 *GG* 基因型患者髋部骨密度的改善更佳。然而，基于亚洲或中国人群的研究并未发现不同 *FDPS* 基因型与阿仑膦酸钠或利塞膦酸盐治疗后骨密度水平增长具有相关性；但其中一项研究报道在治疗 3 个月与 12 个月后 rs2297480 的 *CC* 基因型携带者血清碱性磷酸酶增加水平较低；老年女性中 rs2297480 的 *CC* 基因型被发现与低骨密度相关；这些研究同时发现 rs2297480 的 *CC* 基因型携带者对于双膦酸盐药物的反应性较差。

FDPS 基因多态性位点 rs2297480 的基因型频率存在种族差异：*CC* 基因型在白人女性中频率约为 3%，较为罕见；在亚洲女性中其频率可达 40% ～ 50%。基因型频率的种族差异也可为白人女性与亚洲女性中双膦酸盐类的药效差异提供有力的解释。

此外，*GGPS1* 基因的多态性 rs3840452 变异的纯合型携带者基线股骨颈骨密度显著高于野生型或杂合型个体，但对于双膦酸盐治疗的应答率（28.6%）低于野生型（81.4%）或杂合型个体（75.0%）。

167. 选择性雌激素受体调节剂（SERM）存在药效基因

ABCB1、*SLCO1B1*、*UGT1A1* 基因的多态性与雷洛昔芬的药效学与药代动力学有关。*ABCB1* 基因的 c.3435C > T 多态性微点与较高的血药浓度有关，用药后其 *TT* 基因型携带者髋部骨密度的升高较 *CC* 基因型更为显著。*SLCO1B1* 基因的 c.388A > G 多态性的 G 等位基因携带者的血药浓度较高，用药 1 年后其股骨颈的骨密度得到更好的改善。*UGT1A1* 基因的 *28 等位基因纯合个体的血药浓度为野生型和杂合个体的两倍高，这些个体的髋部骨密度改善更为显著。

168. 药物基因学研究将有助于指导安全应用抗骨质疏松药物

多数治疗骨质疏松症的药物具有较好的安全性，而部分抗骨吸收药物可伴有一些罕见的不良反应，包括下颌骨坏死（Osteonecrosis of the jaw，ONJ）与股骨干不典型性骨折（Atypical femoral fractures，AFF）。一旦通过遗传学研究确认与不良反应有关的关键基因，就有可能在开始治疗前通过基因检测筛查严重不良反应的易感人群，这对于规避骨质疏松症药物引起的严重不良反应具有重要的临床价值。然而，由于这些严重不良反应的发生率极低，为遗传学研究造成了较大困难，目前的研究进展仍较为初步。

169. 抗骨质疏松症药物相关的下颌骨坏死（ONJ）的易感基因研究

既往研究发现应用双膦酸盐的患者有可能发生 ONJ。其中，多数患者都是由于在进行乳腺癌或多发性骨髓瘤治疗过程中经静脉给予了高剂量的含氮双膦酸盐（尤其是唑来膦酸钠、氨羟二磷酸二钠）而导致；在骨质疏松症人群中，由于使用的药物剂量通常较低，ONJ 的发生率显著低于癌症人群。此外，狄迪诺塞麦（Denosumab，即一种 RANK 配体抑制剂）与一些抗血管生成药物的单独使用或与双膦酸盐联合使用也可能导致 ONJ 的发生，但风险显著低于双膦酸盐。

ONJ 是遗传与环境因素共同作用的结果。目前，已有多项研究在使用双膦酸盐的人群（主要是癌症人群）中尝试寻找 ONJ 的易感基因。有两项 GWAS 研究分别发现 *CYP2C8*（rs1934951）与 *RBMS3*（rs17024608）基因的多态性与 ONJ 相关。此外，还有部分候选基因关联分析研究发现 *PPARG*（rs1152003）、*FDPS*（rs2297480）、芳香酶（g.132810C > T）基因的多态性位点与 ONJ 有关；基于 *COL1A1*（rs1800012）、*RANK*（rs12458117）、

MMP2（rs243865）、*OPG*（rs2073618）和 *OPN*（rs11730582）的遗传风险评分与 ONJ 有关。需要注意的是，这些结果仍然有待于在较大人群中进行验证。

170. 抗骨质疏松症药物相关的非典型性股骨骨折（AFF）的易感基因研究

已有研究报道使用抗骨吸收药物能够增加 AFF 的风险，但机制尚不清楚。在使用双膦酸盐（阿仑膦酸钠）与狄诺塞麦的患者中曾有 AFF 的报道；联合使用糖皮质激素或雌激素时，AFF 会较早发生，但与双膦酸盐的剂量没有相关性；多数研究报道 AFF 与双膦酸盐的使用有关。

尽管 AFF 的致病因素尚不清楚，目前倾向于认为遗传因素参与了 AFF 的发生。例如在亚洲女性中 AFF 的报道比高加索女性更为普遍，支持上述推测。尽管如此，参与 AFF 的具体基因座位仍不清楚。有研究曾报道，*ALPL* 基因罕见突变的携带者在使用双膦酸盐治疗时发生 AFF 的风险可能更高，但在 AFF 患者中 *ALPL* 基因罕见突变的携带者非常少，这提示尽管 *ALPL* 基因可能与 AFF 有关但远非 AFF 风险的决定性遗传因素。

此外，有研究在小样本人群中通过外显子芯片扫描了全基因外显子范围的 30 万个变异，结果发现发生 AFF 的人群携带了更多的罕见变异，且携带的风险变异总数显著多于未发生 AFF 的人群，但是这些变异所定位的基因并不都与骨代谢相关。这些结果提示，AFF 是由多基因决定的疾病，且主要与基因编码区变异的累积有关，其具体机制仍然有待于进一步探索。

参考文献

1. Sabik O L，Farber C R.Using GWAS to identify novel therapeutic targets for osteoporosis.Translational research，2017，181：15-26.

2. López-Delgado L，Riancho-Zarrabeitia L，Riancho J A.Genetic and acquired factors influencing the effectiveness and toxicity of drug therapy in osteoporosis.Expert Opini Drug Metab Toxicol，2016，12（4）：389-398.

3. Marini F，Brandi M L.Pharmacogenetics of osteoporosis. Best Pract Res Clin Endocrinol Metab，2014，28：783-793.

（孔晓牧）

出版者后记
Postscript

科学技术文献出版社自 1973 年成立即开始出版医学图书，40 余年来，医学图书的内容和出版形式都发生了很大变化，这些无一不与医学的发展和进步相关。《中国医学临床百家》从 2016 年策划至今，感谢 600 余位权威专家对每本书、每个细节的精雕细琢，现已出版作品近百种。2018 年，丛书全面展开学科总主编制，由各个学科权威专家指导本学科相关出版工作，我们以饱满的热情迎来了《中国医学临床百家》丛书各个分卷的诞生，也期待着《中国医学临床百家》丛书的出版工作更加科学与规范。

近几年，中国的临床医学有了很大的发展，在国际医学领域也开始崭露头角。以北京天坛医院牵头的 CHANCE 研究成果改写美国脑血管病二级预防指南为标志，中国一批临床专家的科研成果正在走向世界。但是，这些权威临床专家的科研成果多数首先发表在国外期刊上，之后才在国内期刊、会议中展现。如果出版专著，又为多人合著，专家个人的观点和成果精华被稀释。为改变这种零落的展现方式，作为科技部所属的唯一一家出版机构，我们有责任为中国的临床医生提供一个系统展示临床研究成果的舞台。为此，我们策划出版了这套高端医学专著——《中国医学临床百家》丛书。

"百家"既指临床各学科的权威专家，也取百家争鸣之义。

丛书中每一本书阐述一种疾病的最新研究成果及专家观点，按年度持续出版，强调医学知识的权威性和时效性，以期细致、连续、全面展示我国临床医学的发展历程。与其他医学专著相比，本丛书具有出版周期短、持续性强、主题突出、内容精练、阅读体验佳等特点。在图书出版的同时，同步通过万方数据库等互联网平台进入全国的医院，让各级临床医师和医学科研人员通过数据库检索到专家观点，并能迅速在临床实践中得以应用。

在与作者沟通过程中，他们对丛书出版的高度认可给了我们坚定的信心。北京协和医院邱贵兴院士说"这个项目是出版界的创新……项目持续开展下去，对促进中国临床学科的发展能起到很大作用"。中国人民解放军第二军医大学孙颖浩校长表示"我鼓励我国的泌尿外科医生把自己的创新成果和宝贵的经验传播给国内同行，我期待本丛书的出版"；北京大学第一医院霍勇教授认为"百家丛书很有意义"。我们感谢这么多临床专家积极参与本丛书的写作，他们在深夜里的奋笔，感动着我们，鼓舞着我们，这是对本丛书的巨大支持，也是对我们出版工作的肯定，我们由衷地感谢作者的支持与付出！

在传统媒体与新兴媒体相融合的今天，打造好这套在互联网时代出版与传播的高端医学专著，为临床科研成果的快速转化服务，为中国临床医学的创新及临床医师诊疗水平的提升服务，我们一直在努力！

科学技术文献出版社

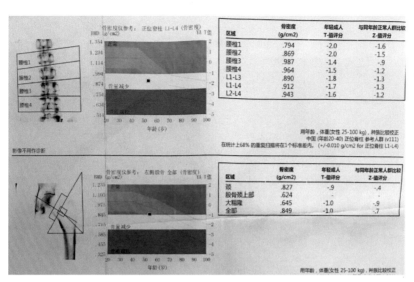

骨密度仪参考: 正位脊柱 L1-L4 (骨密度)
BMD (g/cm2)   YA T 值

区域	骨密度 (g/cm2)	年轻成人 T-值评分	与同年龄正常人群比较 Z-值评分
腰椎1	.794	-2.0	-1.6
腰椎2	.869	-2.0	-1.5
腰椎3	.987	-1.4	-.9
腰椎4	.964	-1.5	-1.2
L1-L3	.890	-1.8	-1.3
L1-L4	.912	-1.7	-1.3
L2-L4	.943	-1.6	-1.2

用年龄,体重(女性 25-100 kg),种族比较校正
中国 (年龄20-40) 正位脊柱 参考人群 (v111)
在统计上68%的重复扫描将在1个标准差内。(+/- 0.010 g/cm2 for 正位脊柱 L1-L4)

骨密度仪参考: 左侧股骨 全部 (骨密度)
BMD (g/cm2)   YA T 值

区域	骨密度 (g/cm2)	年轻成人 T-值评分	与同年龄正常人群比较 Z-值评分
颈	.827	-.9	-.4
股骨预上部	.624	-	-
大租隆	.645	-1.0	-.9
全部	.849	-1.0	-.7

用年龄,体重(女性 25-100 kg),种族比较校正

彩插 1　骨密度检查骨量低下（见正文第 006 页）

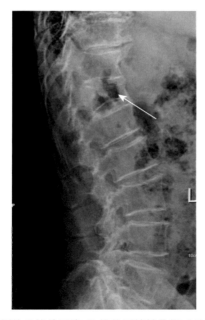

彩插 2　胸腰椎侧位 X 线片示胸 12 椎体压缩性骨折（见正文第 006 页）

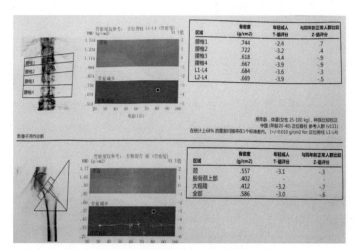

彩插 3　骨密度检查结果（见正文第 007 页）

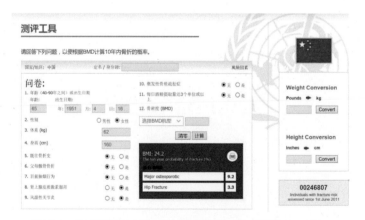

彩插 4　骨质疏松性骨折风险评估系统（见正文第 042 页）

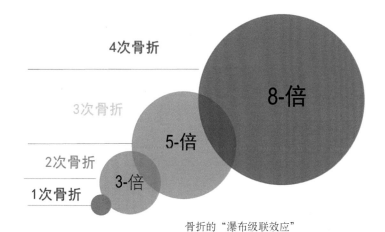

骨折的"瀑布级联效应"

彩插 5　1 次骨折后再发骨折风险效应（见正文第 203 页）

注：Siris E S，Genant H K，Laster A J，et al.Enhanced prediction of fracture risk combining vertebral fracture status and BMD.Osteoporos Int，2007，18（6）：761-770.

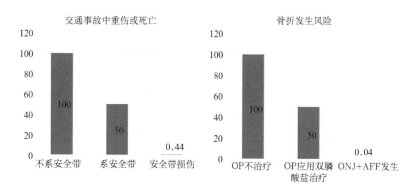

彩插 6　风险与获益——系安全带的类比（见正文第 204 页）

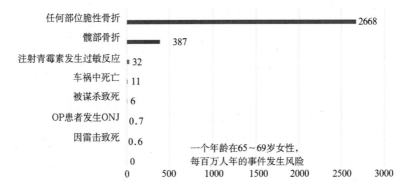

彩插 7　高风险事件与小概率事件重视情况（见正文第 205 页）

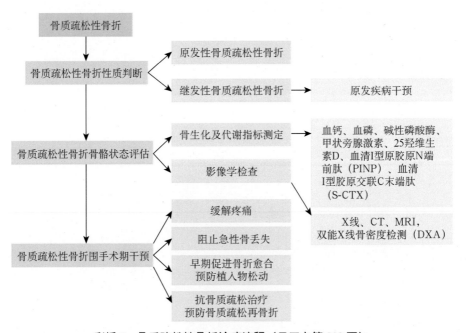

彩插 8　骨质疏松性骨折诊疗流程（见正文第 232 页）